针灸推拿穴位 实用速记手册

真人全彩版

◇ 主编

黄泳

◇ 副主编

黄盛滔 张继苹

CTS K 湖南科学技术出版社

·长沙·

《针灸推拿穴位实用速记手册》编委会名单

主　编　黄　泳

副主编　黄盛滔　张继苹

编　委（按姓氏拼音排序）

蔡晓雯　陈俊琦　符之逸　黄盛滔　黄　泳　刘华聪

邱晓科　曲姗姗　文　凤　吴玥蓓　张继苹　张嘉伟

张　瑜　张治楠　钟　正

前 言

　　《针灸推拿穴位实用速记手册》介绍十四经脉及所属腧穴、小儿推拿常用腧穴等基础知识，阐述临床选穴的具体方法和思路，介绍不同微针系统涉及的特殊穴位。本书努力将基础知识与临床应用紧密结合，并且大量应用图表梳理繁杂的内容，推出不同的记忆方法帮助知识的学习和记忆。

　　本书系统介绍了经络和穴位，所有知识点不仅基于中医、针灸专业五年制本科教材，还特别补充了一些临床常用、疗效确切的适宜技术所用腧穴。本书采用真人图解，编排简洁、直观，在教材文本基础上，进行内容精简化、精华化、口袋化，方便读者随时随地查阅、对照、学习、记忆，生动活泼地向学习者展示针灸临床的用穴精髓，助力学习者更轻松、更有效地开展针灸临床。

　　本书分为三大部分：第一部分，经络腧穴临床基础。以"十四五"规划教材《经络腧穴学》为参考，系统而简洁地介绍了经络理论、穴位理论，包括经脉系统、络脉系统、十四经脉所属腧穴的名称、代号、定位、主治、刺灸法以及小儿推拿常用腧穴。第二部分，腧穴的临床应用。主要介绍局部取穴、循经取穴、辨证取穴三大针灸取穴原则，为临床针灸提供治疗选穴思路和方法，有利于腧穴的灵活使用。第三部分，常用微针系统腧穴。介绍了包括头针、耳穴、腹针、腕踝针、颊针在内的多种微针系统腧穴名称、定位、主治、操作方法。选择临床有效、应用广泛的适宜针灸技术中涉及的特殊微针系统腧穴，作为传统经脉腧穴的补充，为临床实践提供多样化选择。

本书旨在铺垫针灸基础到针灸临床的研习之路，以腧穴学习为抓手，将基础知识学习和临床选穴、微针系统穴位等串联起来，并且以大量真人图、表格的形式，归纳知识体系，总结记忆技巧，内容丰富，临床实用，是针灸推拿医师口袋不可或缺的手册之一。

最后，衷心希望此书能帮助广大读者实实在在地掌握针灸临床常用腧穴的相关知识和技能。

目 录

第一部分

经络腧穴临床基础

第一章　经络总论

第一节　经络概念

经络的概念（表 1-1-1）。

表 1-1-1　经络概念

概念	是人体运行气血、联络脏腑、沟通内外、贯串上下的路径	
意义	经脉	"经"——路径，为直行的主干
	络脉	"络"——网络，为经脉所分出的小支
分布	纵横交错，遍布于全身	

第二节　经络系统的组成

经络系统的组成（表 1-2-1）。

表 1-2-1　经络系统的组成

经络系统	经脉	十二经脉	手三阴经	手太阴肺经
				手厥阴心包经
				手少阴心经
			手三阳经	手阳明大肠经
				手少阳三焦经
				手太阳小肠经
			足三阳经	足阳明胃经
				足少阳胆经
				足太阳膀胱经
			足三阴经	足太阴脾经
				足厥阴肝经
				足少阴肾经

续表

经络系统	经脉	奇经八脉	督脉
			任脉
			冲脉
			带脉
			阴维脉
			阳维脉
			阴跷脉
			阳跷脉
		十二经别	分手足三阴三阳，与十二经脉同
		十二经筋	
		十二皮部	
	络脉	十五络脉	十二经脉别络
			督、任二脉别络
			脾之大络
		孙络	遍布全身
		浮络	

表 1-2-2　经络系统组成记忆口诀

四十二	一十五
奇经八脉	浮孙数

注：四十二：十二经脉、十二经别、十二经筋、十二皮部

一十五：十五络脉

歌诀分两边：左边为经脉系统，右边为络脉系统

一、十二经脉总论

（一）十二经脉的命名

十二经脉的名称包括三个部分：手足、阴阳、脏腑（表1-2-3）。

表1-2-3　经脉命名的意义

手足	"手××经"：循行分布在手
	"足××经"：循行分布在足
阴阳	"阴经"：根据阴气盛衰分，最盛为太阴，其次为少阴，再次为厥阴
	"阳经"：根据阳气盛衰分，最盛为阳明，其次为太阳，再次为少阳
脏腑	"六脏"：心、肝、脾、肺、肾、心包
	"六腑"：小肠、大肠、胆、胃、膀胱、三焦

十二经脉的具体名称（表1-2-4）。

表1-2-4　十二经脉的具体名称

手三阴经	手太阴肺经	手少阴心经	手厥阴心包经
手三阳经	手阳明大肠经	手太阳小肠经	手少阳三焦经
足三阳经	足阳明胃经	足太阳膀胱经	足少阳胆经
足三阴经	足太阴脾经	足少阴肾经	足厥阴肝经

（二）十二经脉的表里络属关系（表1-2-5）

表1-2-5　十二经脉的表里络属关系

表里关系	表里对应	手足太阴 – 手足阳明
		手足厥阴 – 手足少阳
		手足少阴 – 手足太阳
	阳经为表经，阴经为里经	
络属关系	本经属于本脏（腑），络于相表里的腑（脏）	

（三）十二经脉的走行（图1-2-1）

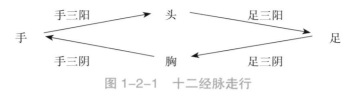

图 1-2-1　十二经脉走行

十二经脉的循行走向记忆歌诀：

手三阴经从胸走手，手三阳经从手走头；

足三阳经从头走足，足三阴经从足走胸。

（四）十二经脉的交接（表1-2-6）

表 1-2-6　十二经脉的交接规律

规律	同名的阳经与阳经在头面部交接
	同名的阴经与阴经在胸腹部交接
	相表里的阴经与阳经在四肢末端交接
歌诀	阳阳交于头面，阴阴交于胸腹，阴阳交于手足

（五）十二经脉的体表分布

1. 十二经脉在体表左右对称地分布于头面、躯干和四肢，纵贯全身（表1-2-7）。

2. 大致分布规律

①阳经在外侧，阳明在前，少阳在中，太阳在后。

②阴经在内侧，太阴在前，厥阴在中，少阴在后。

表 1-2-7　十二经脉的体表大致分布

	阴经	阳经	体表	
手	太阴肺经 厥阴心包经 少阴心经	阳明大肠经 少阳三焦经 太阳小肠经	上肢	前线 中线 后线
足	太阴脾经 厥阴肝经 少阴肾经	阳明胃经 少阳胆经 太阳膀胱经	下肢	前线 中线 后线
	内侧	外侧		

3. 具体分布（图 1-2-2）

①上肢和下肢：阳经在外侧，阳明在前，少阳在中，太阳在后；阴经在内侧，太阴在前，厥阴在中，少阴在后。但足厥阴肝经在足大趾至内踝上 8 寸一段走于足太阴脾经之前，至内踝上 8 寸才走到脾经与肾经中间。

【记忆诀窍】

生理上内脏的大小：肺＞心包＞心。

经络上三经的分布：肺经、心包经、心经分别在手臂内侧前、中、后排列。

生理上内脏的高低：脾＞肝＞肾。

经络上三经的分布：脾经、肝经、肾经分别在下肢内侧前、中、后排列。

②头部：阳明走前额，少阳走颞侧，太阳走后枕。

③躯干：阴经走胸腹，阳经阳明走胸腹，少阳走胁肋，太阳走背腰。

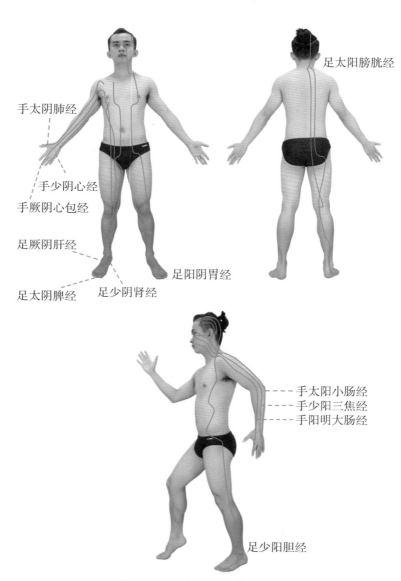

手太阴肺经

足太阳膀胱经

手太阴肺经

手少阴心经

手厥阴心包经

足厥阴肝经

足阳阴胃经

足太阴脾经   足少阴肾经

手太阳小肠经
手少阳三焦经
手阳明大肠经

足少阳胆经

图 1-2-2　十二经脉体表分布

（六）十二经脉的流注（表1-2-8）

表1-2-8　十二经脉流注顺序

阴		脏（里）			腑（表）	阳	
		胸中衔接	四肢衔接	头面衔接			
太阴	手	肺	食指交接（商阳）	大肠		手	阳明
	足	脾	足大趾内端交接（隐白）	鼻旁交接（迎香）胃		足	
少阴	手	心	手小指端交接（少冲、少泽）	小肠		手	太阳
	足	肾	足小趾端交接（至阴）	目内眦交接（睛明）膀胱		足	
厥阴	手	心包	无名指端交接（关冲）	三焦		手	少阳
	足	肝	足大趾外端交接（大敦）	目外眦交接（瞳子髎）胆		足	

（胸中交接、心中交接、胸中交接标注于脏列左侧）

十二经脉流注记忆歌诀：

> 肺交大肠胃交脾，心与小肠膀肾宜；
>
> 心包三焦胆传肝，气血周流不停息。

二、奇经八脉

（一）奇经八脉的组成及意义（表1-2-9）

表1-2-9　奇经八脉组成及意义

督脉	总领一身阳气，为阳脉之督纲
任脉	总任诸阴，对全身阴经脉气有总揽、总任的作用
带脉	回绕横围于腰腹，有如束带，约束全身直行的阴阳诸经
冲脉	容纳、调节十二经脉和五脏六腑的气血，是总领诸经气血之要冲

阴跷脉	交通一身阴阳之气，调节肢体运动
阳跷脉	
阴维脉	维系、联络全身的阴阳经脉以归于任、督脉
阳维脉	

（二）奇经八脉与十二经脉的区别（表1-2-10）

表 1-2-10　奇经八脉与十二经脉的区别

区别点	正经	奇经
与脏腑的关系	与脏腑有直接的联系	与脏腑没有直接的联系
表里关系	有	无
穴位分布	每条经脉都有所属穴位分布	只有任、督二脉有穴位分布

（三）奇经八脉的功能（表1-2-11）

表 1-2-11　奇经八脉的功能

沟通和联系十二经脉	联系部位相近、功能类似的经脉，统摄有关经脉气血、协调阴阳
蓄积和渗灌十二经脉气血	奇经八脉犹如湖泊水库，而十二经脉则犹如江河之水

三、十五络脉

（一）十五络脉的组成及命名（表1-2-12）

表1-2-12　十五络脉的组成及命名

十五络脉	十二经脉别络	手太阴之络列缺
		手阳明之络偏历
		手厥阴之络内关
		手少阳之络外关
		手少阴之络通里
		手太阳之络支正
		足太阴之络公孙
		足阳明之络丰隆
		足厥阴之络蠡沟
		足少阳之络光明
		足少阴之络大钟
		足太阳之络飞扬
	督、任二脉别络	任脉之络鸠尾
		督脉之络长强
	脾之大络	脾之大络大包

（二）十五络脉的循行分布特点（表1-2-13）

表1-2-13　十五络脉的循行分布特点

十二经脉别络	从本经四肢肘膝以下的络穴分出，走向其相表里的经脉，即阴经别络于阳经，阳经别络于阴经
任、督二脉别络	任脉别络从鸠尾分出以后散布于腹部
	督脉别络从长强分出后经背部向上散布于头，左右别走足太阳经
脾之大络	从大包分出以后散布于胸胁
浮络和孙络	浮行于浅表部位，遍及全身，难以计数

11

四、十二经别

十二经别（表 1-2-14）。

表 1-2-14 十二经别

概念		十二经脉离、入、出、合的别行部分
		十二经脉深入胸腹、联系头部的重要支脉
方式	离	十二经别多从四肢肘膝关节以上的正经别出
	入	经过躯干深入体腔与相关的脏腑联系
	出	浅出体表上行头项部
	合	在头项部阳经经别合于本经经脉，阴经的经别合于与其表里的阳经经脉，由此将十二经别汇合成 6 组，称为"六合"

五、十二经筋

十二经筋（表 1-2-15）。

表 1-2-15 十二经筋

概念	十二经脉之气结聚于筋肉关节的体系
	十二经脉的外周连属部分
分布	十二经筋均起于四肢末端，上行于头面胸腹部
功能	约束骨骼，利于关节屈伸活动

六、十二皮部

十二皮部（表 1-2-16）。

表 1-2-16 十二皮部

概念	十二经脉功能活动反映于体表皮肤的部位
	络脉之气散布的部位
分布	以十二经脉体表的分布范围为依据，将皮肤划分为十二个区域，即十二经脉在皮肤上的分属部分
功能	机体的卫外屏障

七、根结与标本

（一）根结与标本的概念（表1-2-17）

表 1-2-17　根结与标本的概念

概念	"根""本"	部位在下； 经气始生始发之地
	"结""标"	部位在上； 经气归结之所
部位	根结	足六经"根"在四肢井穴； "结"在头、胸、腹一定部位
	标本	十二经脉"本"在四肢； "根"在头面躯干
意义	说明人体四肢与头身的联系	
	针刺根与本的穴位更能激发经气，调理脏腑	

（二）根结的具体部位（表1-2-18）

表 1-2-18　足六经根结部位

经脉	根	结
太阳	至阴	命门（目）
阳明	厉兑	颡大（钳耳）
少阳	足窍阴	窗笼（耳中）
太阴	隐白	太仓
少阴	涌泉	廉泉
厥阴	大敦	玉英

（三）标本的具体部位（表1-2-19）

表1-2-19　十二经标本部位

经脉		本部	标部
足三阳	太阳	跟以上五寸中	两络命门（目）
	少阳	窍阴之间	窗笼（耳）之前
	阳明	厉兑	人迎、颊、挟颃颡
足三阴	太阴	中封前上四寸之中	背俞与舌本
	少阴	内踝下上三寸中	背俞与舌下两脉
	厥阴	行间上五寸所	背俞
手三阳	太阳	外踝之后	命门（目）之上一寸
	少阳	小指次指之间上二寸	耳后上角下外眦
	阳明	肘骨中上至别阳	颜下合钳上
手三阴	太阴	寸口之中	腋内动脉
	少阴	锐骨之端	背俞
	厥阴	掌后两筋之间二寸中	腋下三寸

八、气街与四海

气街与四海的概念（表1-2-20）。

表1-2-20　气街与四海的概念

概念	气街	经气聚集运行的共同道路
		胸气有街、腹气有街、头气有街、胫气有街
	四海	脑为髓海——神气的本源
		胸部（膻中）为气海——宗气所聚之处
		胃为水谷之海——营气、卫气的化源之地
		冲脉为血海——十二经之根本，是原气
部位	气街	多为"结""标"的部位
	四海	髓海位于头部、气海位于胸部、水谷之海位于上腹部、血海位于下腹部
意义	气街	说明胸、腹、头、胫是经脉之气聚集循行部位
	四海	进一步明确经气的组成和来源

第二章　腧穴总论

第一节　腧穴概念、分类、功效主治

一、腧穴的概念

腧穴的概念（表 2-1-1）。

表 2-1-1　腧穴的概念

概念		人体脏腑经络之气输注于体表的特殊部位
意义	腧	通"输"，转输、输注之意
	穴	孔隙之意
别称		"节""会""气穴""气府""骨空"

二、腧穴的分类

腧穴的分类（表 2-1-2）。

表 2-1-2　腧穴的分类

分类	意义	命名	性质
经穴	归属于十二经脉与任、督二脉的穴位，其中双穴（十二经脉）309 个（穴名），单穴（任脉、督脉）53 个，共 362 个	"十四经穴"，简称"经穴"	有确定的名称、确定的位置和明确的经脉归属，即定名、定位和定经
奇穴	不属于十四经穴的一些穴位	因其有奇效，故称"奇穴"；因其在十四经以外，故又称为"经外奇穴"	有确定的穴名和确定的位置，但没有经脉归属，即定名，定位，但不定经

续表

分类	意义	命名	性质
阿是穴	不属于十四经穴、经外奇穴的一些压痛点、敏感点或有阳性反应物如结节和皮下条索状物等处	因按压痛处，患者会"阿"的一声，故名为"阿是"	穴位既无具体名称，也无固定部位，即不定名、不定位和不定经

三、腧穴的功效主治

通过针刺、艾灸等方法刺激腧穴，可以疏通经络、调节气血、平衡阴阳，从而达到扶正祛邪的目的。在治疗上，腧穴的作用主要有以下 3 个方面（表 2-1-3）。

表 2-1-3　腧穴的治疗作用

近治作用	所有腧穴	治疗该穴所在部位、邻近部位、邻近组织、器官的病证	眼区的睛明、承泣、四白、球后各穴，均能治眼病
			耳区的听宫、听会、翳风、耳门诸穴，均能治疗耳病
			胃部的中脘、建里、梁门诸穴，均能治疗胃病
远治作用	十四经穴位	能治本经循行所涉及的远隔部位的组织、器官、脏腑的病证	合谷能治上肢病证，还能治颈部和头面部病证
			足三里能治疗下肢病证，能调节消化系统的功能，还能调节人体免疫系统、神经系统和内分泌系统功能等
特殊作用		对机体的双向良性调整作用	天枢能治泄泻，又能治便秘
			足三里可治眩晕高血压，又可治低血压休克
			内关能治心动过速，又能治心动过缓
		相对的特异性	大椎可退热
			至阴可矫正胎位

第二节　腧穴定位方法

一、骨度分寸定位法

骨度分寸定位法以骨节为主要标志，测量人体不同部位的长度，作为量取穴位标准的方法。骨度分寸法有横寸和直寸之分（图 2-2-1、表 2-2-1）。

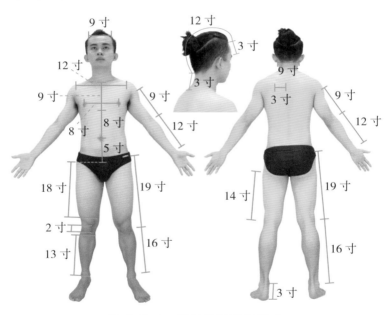

图 2-2-1　常用的骨度折量寸

表 2-2-1　常用的骨度折量寸

部位	起止点	折量寸	度量法	说明
头面部	前发际正中至后发际正中	12	直寸	用于确定头部腧穴的纵向距离
	眉间（印堂）至前发际正中	3	直寸	
	前两额发角（头维）之间	9	横寸	用于确定头前部腧穴的横向距离
	耳后两乳突（完骨）之间	9	横寸	用于确定头后部腧穴的横向距离
胸腹胁部	胸骨上窝（天突）至胸剑联合中点（歧骨）	9	直寸	用于确定胸部任脉腧穴的纵向距离
	胸剑联合中点（歧骨）至脐中	8	直寸	用于确定上腹部腧穴的纵向距离
	脐中至耻骨联合上缘（曲骨）	5	直寸	用于确定下腹部腧穴的纵向距离
	两乳头之间	8	横寸	用于确定胸腹部腧穴的横向距离
	两肩胛骨喙突内侧缘之间	12	横寸	用于确定胸部腧穴的横向距离
背腰部	肩胛骨内缘（近脊柱侧点）至后正中线	3	横寸	用于确定背腰部腧穴的横向距离
上肢部	腋前后纹头至肘横纹（平尺骨鹰嘴）	9	直寸	用于确定上臂部腧穴的纵向距离
	肘横纹（平尺骨鹰嘴）至腕掌（背）侧远端横纹	12	直寸	用于确定前臂部腧穴的纵向距离

续表

部位	起止点	折量寸	度量法	说明
下肢部	耻骨联合上缘至髌底	18	直寸	用于确定下肢内侧足三阴腧穴的纵向距离（臀沟至腘横纹相当于14寸）
	髌底至髌尖	2	直寸	
	胫骨内侧髁下方至内踝尖	13	直寸	
	股骨大转子至腘横纹	19	直寸	用于确定下肢外后侧足三阴腧穴的纵向距离（臀沟至腘横纹相当于14寸）
	腘横纹至外踝尖	16	直寸	用于确定下肢外后侧足三阳腧穴的纵向距离
	内踝尖至足底	3	直寸	用于确定足内侧部腧穴的纵向距离

二、解剖标志定位法

解剖标志定位法（表 2-2-2）。

表 2-2-2　解剖标志定位法

概念	以人体表面具有特征的解剖标志为依据，来确定穴位位置的方法	
分类	固定标志	以人体表面固定不移，又有明显特征的部位作为取穴标志	两眉中间取"印堂"两乳中间取"膻中"
	活动标志	以人体某个动作出现的隆起、凹陷、孔隙、皱纹等作为取穴标志	张口，于耳屏前方凹陷处取"听宫"；握拳，于手掌横纹头取"后溪"

三、手指同身寸取穴法

手指同身寸取穴法（表2-2-3、图2-2-2）。

表2-2-3　手指同身寸取穴法

概念	以患者手指的长度或宽度为标准来取穴的方法	
分类	中指同身寸	以患者的中指中节屈曲时内侧两端纹头之间作为1寸
	拇指同身寸法	以患者拇指指间关节的横度作为1寸
	横指同身寸法（一夫法）	将食指、中指、无名指和小指并拢，以中指中节横纹处为准，四指横量作为3寸

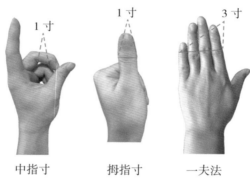

中指寸　　　　拇指寸　　　　一夫法

图2-2-2　手指同身寸取穴法

四、简便取穴法

简便取穴法（表2-2-4）。

表2-2-4　简便取穴法

概念	通过简单的姿势辅助取穴的方法
举例	两耳尖直上连线中点取"百会"；立正姿势垂手中指端取"风市"；两手虎口自然平直交叉在食指尽端到达处取"列缺"

第三节 特定穴

有一部分穴位被称为"特定穴",它们除具有经穴的共同主治特点外,还有其特殊的性能和治疗作用,故又有特别的称号(表2-3-1)。

表 2-3-1 特定穴分类

五输穴	十二经脉中的每条经脉分布在肘、膝关节以下的五个特定腧穴
	所出为井,所溜为荥,所注为输,所行为经,所入为合
原穴	十二脏腑原气输注、经过和留止于十二经脉的部位
络穴	十五络脉从经脉分出处的腧穴
俞穴	脏腑之气输注于背腰部的腧穴
募穴	脏腑之气汇聚于胸腹部的腧穴
郄穴	十二经脉和奇经八脉中的阴跷、阳跷、阴维、阳维脉之经气深聚的部位
下合穴	六脏之气下合于足三阳经的腧穴
八会穴	与脏、腑、气、血、筋、脉、骨、髓通会的八个腧穴
八脉交会穴	十二经脉与奇经八脉相通的八个腧穴
交会穴	两经或数经相交会的腧穴

第三章　经络腧穴各论

第一节　经脉各论

一、十二经脉各论

（一）手太阴肺经（图 3-1-1）

1. 经脉原文

肺手太阴之脉，起于中焦[①]，下络大肠，还循胃口[②]，上膈属肺；从肺系[③]横出腋下，下循臑内[④]，行少阴[⑤]心主[⑥]之前；下肘中，循臂内[⑦]上骨[⑧]下廉[⑨]，入寸口[⑩]；上鱼，循鱼际[⑪]，出大指之端。

其支者，从腕后直出次指内廉，出其端。

【注释】

①中焦：宋代王惟一《铜人腧穴针灸图经》（以下简称《铜人》）注："中焦者，在胃中脘，主腐熟水谷，水谷精微上注于肺。"

②胃口：《铜人》注："胃口，谓胃之上口，贲门之位也。"

③肺系：元代滑伯仁《十四经发挥》注："谓喉咙也。"喉咙，兼指气管而言。

④臑内：臑音"闹"，指上臂。屈侧称臑内，当肱二头肌部；伸侧称臑外，当肱三头肌部。

⑤少阴：此处指手少阴心经。

⑥心主：指手厥阴心包经。

⑦臂内：臂，指前臂；内，指内侧，即掌侧。

⑧上骨：此处指桡骨。

⑨廉：指侧边而言。

⑩寸口：腕后桡动脉搏动处。

⑪鱼际："鱼"或称"手鱼"，今称"大鱼际""鱼际"，即指鱼的边缘部。

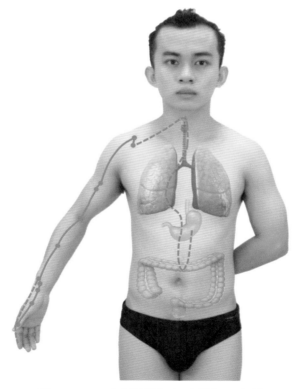

图 3-1-1　手太阴肺经经脉循行示意图

23

2. 循行总结（表 3-1-1）

表 3-1-1　手太阴肺经循行总结

经脉循行起点	中焦
经脉循行止点	食指端
经脉起穴	中府
经脉止穴	少商
经脉循行主要分布	上肢内侧前缘
经脉循行联络脏腑	属肺
	络大肠
	循胃口
经脉循行经过器官	咽喉
脏腑经脉病候	咳嗽、气喘、气短、咳血、咽痛，外感伤风，循行部位痛麻或活动受限等。
主治概要	主治外感、头痛、项强、咳痰喘等。

（二）手阳明大肠经（图 3-1-2）

1. 经脉原文

大肠手阳明之脉，起于大指次指①之端，循指上廉②，出合谷两骨③之间，上入两筋④之中；循臂上廉，入肘外廉，上臑外前廉；上肩，出髃骨⑤之前廉，上出于柱骨之会上⑥；下入缺盆，络肺，下膈，属大肠。

其支者，从缺盆上颈，贯颊⑦，入下齿中；还出挟口，交人中⑧，左之右，右之左，上挟鼻孔。

【注释】

①大指次指：指大指侧的次指，即食指，又名示指，亦即第 2 指。

②上廉：取屈肘执笔体位，上廉即靠桡骨一侧。

③合谷两骨：指第1、第2掌骨，合称歧骨。

④两筋：拇长伸肌腱、拇短伸肌腱的过腕关节处。

⑤髃骨：髃，音"隅"，角的意思。髃骨指肩峰部。

⑥柱骨之会上：张介宾注："颈项之根为天柱骨。"柱骨意指颈椎。"会上"指大椎，为六阳经所聚会。

⑦颊：面旁的总称。

⑧人中：又名水沟，位于人中沟的上1/3与中1/3交点处。

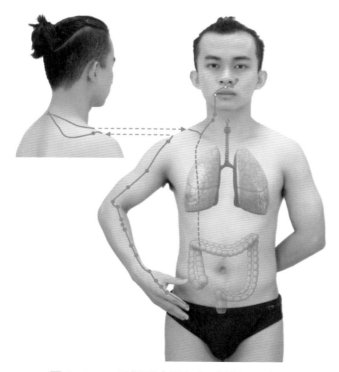

图 3-1-2　手阳明大肠经经脉循行示意图

2. 循行总结（表 3-1-2）

表 3-1-2　手阳明大肠经循行总结

经脉循行起点	食指端
经脉循行止点	鼻孔旁
经脉起穴	商阳
经脉止穴	迎香
经脉循行主要分布	上肢外侧前缘
经脉循行联络脏腑	属大肠
	络肺
经脉循行经过器官	入下齿中，挟口、鼻
脏腑经脉病候	腹痛、肠鸣、泄泻、便秘、咽喉肿痛、齿痛，本经循行部位疼痛、热肿或寒冷麻木等。
主治概要	主治头面、五官、咽喉病、热病及经脉循行部位的其他病证。

（三）足阳明胃经（图 3-1-3）

1. 经脉原文

胃足阳明之脉，起于鼻，交頞①中，旁约太阳之脉②，下循鼻外，入上齿中；还出挟口，环唇，下交承浆③，却循颐④后下廉；出大迎，循颊车，上耳前，过客主人⑤，循发际，至额颅⑥。

其支者，从大迎前，下人迎，循喉咙，入缺盆，下膈，属胃，络脾。

其直者，从缺盆下乳内廉，下挟脐，入气街⑦中。

其支者，起于胃口⑧，下循腹里，下至气街中而合。以下髀关⑨，抵伏兔，下膝髌中，下循胫外廉，下足跗⑩，入中指内间⑪。

其支者，下膝三寸而别，下入中指外间。

其支者，别跗上，入大指间，出其端。

【注释】

①頞：音"遏"。鼻茎，指鼻根，又称山根。

②约太阳之脉："约"或作"纳"。太阳之脉，指足太阳膀胱经。

③承浆：穴位名，在颏唇沟中央，属任脉。

④颐：音"夷"。此处指下颌部。

⑤客主人：即上关穴。

⑥额颅：即前额骨部，在发下眉上处。

⑦气街：经络之气通行的路径。此处之气街，是指气冲部，当股动脉搏动处。

⑧胃口：胃之下口，即幽门部。

⑨髀关：髀，音"俾"。股外为髀。髀关穴在髂前上棘直下，缝匠肌外侧约平会阴。

⑩足跗：即足背。

⑪中指内间："指"作"趾"。内间指它的内侧趾缝。

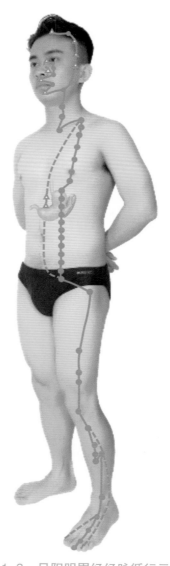

图 3-1-3　足阳明胃经经脉循行示意图

2. 循行总结（表 3-1-3）

表 3-1-3　足阳明胃经循行总结

经脉循行起点	鼻
经脉循行止点	大趾端
经脉起穴	承泣
经脉止穴	厉兑
经脉循行主要分布	下肢外侧前缘
经脉循行联络脏腑	属胃
	络脾
经脉循行经过器官	起于鼻，入上齿，环口挟唇，循喉咙
脏腑经脉病候	肠鸣腹胀、水肿、胃痛、呕吐或消谷善饥、口渴、咽喉肿痛、鼻衄、胸部及膝髌等本经循行部位疼痛、热病、发狂等
主治概要	主治胃肠病、头面、目鼻、口齿痛、神志病及经脉循行部位的其他病证

（四）足太阴脾经（图 3-1-4）

1. 经脉原文

脾足太阴之脉，起于大指之端，循指内侧白肉际[1]，过核骨[2]后，上内踝[3]前廉；上踹[4]内，循胫骨后，交出厥阴[5]之前；上循膝股内前廉，入腹，属脾，络胃，上膈，挟咽[6]，连舌本[7]，散舌下。

其支者，复从胃，别上膈，注心中。

脾之大络，名曰大包，出渊腋下三寸，布胸胁。

【注释】

①白肉际：指四肢掌（蹠）面与背面交接的边缘，又称赤白肉际。掌（蹠）面的皮肤较厚而色浅，称白肉。

②核骨：张介宾注："大指本节后内侧圆骨。"其形如半个果核，故名核骨。即指第 1 跖骨的头部突起。

③内踝：胫骨下端的突出处。

④踹：通作"腨"。小腿肚，即腓肠肌部。

⑤厥阴：指足厥阴肝经。

⑥咽：张介宾注："咽以咽物，居喉之后。"此兼指食管而言。

⑦舌本：指舌根部。

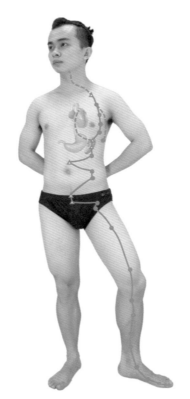

图 3-1-4 足太阴脾经经脉循行示意图

2. 循行总结（表 3-1-4）

表 3-1-4　足太阴脾经循行总结

经脉循行起点	大趾端		
经脉循行止点	胸胁		
经脉起穴	隐白		
经脉止穴	大包		
经脉循行主要分布	下肢内侧前缘		
经脉循行联络脏腑	属脾		
	络胃		
	流注心中		
经脉循行经过器官	挟咽，连舌本，散舌下		
脏腑经脉病候	胃脘痛、食则呕，嗳气，腹胀便溏，黄疸，身重无力，舌根强痛，下肢内侧肿胀，厥冷等		
主治概要	主治脾胃病、妇科、前阴病及经脉循行部位的其他病证		

（五）手少阴心经（图 3-1-5）

1. 经脉原文

心手少阴之脉，起于心中，出属心系①，下膈，络小肠。

其支者，从心系，上挟咽②，系目系③。

其直者，复从心系，却上肺；下出腋下，下循臑内后廉，行太阴、心主④之后；下肘内，循臂内后廉，抵掌后锐骨⑤之端，入掌内后廉，循小指之内，出其端。

【注释】

①心系：是指心与各脏相连的组织。《类经》七卷第二注："心当五椎之下，其系有五，上系连肺，肺下系心，心下三系连脾、肝、肾，故心通五脏之气而为之主也。"按：主

31

要指与心连接的大血管及其功能性联系。

②咽：指食管。

③目系：指眼后与脑相连的组织。《灵枢·大惑论》："肌肉之精为约束，裹撷筋骨血气之精而与脉并为系，上属于脑。"

④太阴、心主：指手太阴肺经和手厥阴心包经。

⑤掌后锐骨：指腕骨之豌豆骨部。《类经》七卷第二注："手腕下为锐骨，神门穴也。"

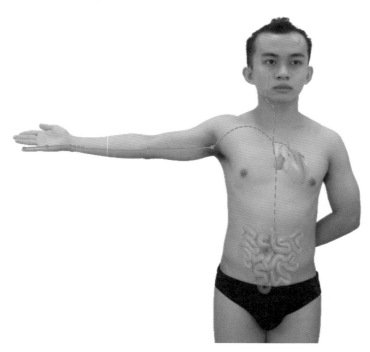

图 3-1-5　手少阴心经经脉循行示意图

2. 循行总结（表3-1-5）

表3-1-5 手少阴心经循行总结

经脉循行起点	心
经脉循行止点	小指端
经脉起穴	极泉
经脉止穴	少冲
经脉循行主要分布	上肢内侧后缘
经脉循行联络脏腑	属心
	络小肠
	上肺
经脉循行经过器官	挟咽，系目
脏腑经脉病候	心痛、咽干、口渴、目黄、胁痛、上臂内侧痛、手心发热等
主治概要	主治心、胸、神志病及经脉循行部位的其他病证

（六）手太阳小肠经（图3-1-6）

1. 经脉原文

小肠手太阳之脉，起于小指之端，循手外侧上腕，出踝[①]中，直上循臂骨[②]下廉；出肘内侧两骨[③]之间，上循臑外后廉，出肩解，绕肩胛[④]，交肩上，入缺盆，络心，循咽，下膈，抵胃，属小肠。

其支者，从缺盆循颈上颊，至目锐眦[⑤]，却入耳中。

其支者，别颊上䪼[⑥]，抵鼻，至目内眦（斜络于颧）。

【注释】

①踝：此指手腕后方小指侧的高骨。

②臂骨：指尺骨。

③两骨：指尺骨鹰嘴和肱骨内上髁。

④出肩解，绕肩胛：滑伯仁注："脊两旁为膂，膂上两角为肩解，肩解下成片骨为胛。"张介宾注："肩后骨缝曰肩解。"按："肩后骨缝"指关节缝；两角指左右肩峰与肩胛冈部；成片骨即指肩胛骨体。

⑤目锐眦：指目外角。目内角为内眦。

⑥䪼：音"拙"，眼眶的下方，包括颧骨内连及上牙床的部位。滑伯仁注："目下为䪼。"

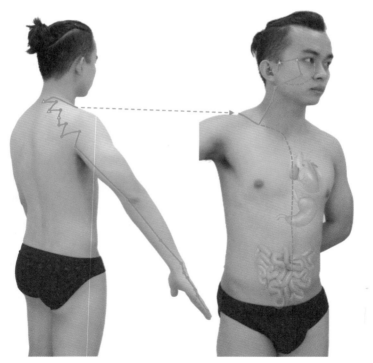

图 3-1-6　手太阳小肠经经脉循行示意图

2. 循行总结（表 3-1-6）

表 3-1-6 手太阳小肠经循行总结

经脉循行起点	小指端
经脉循行止点	颧骨
经脉起穴	少泽
经脉止穴	听宫
经脉循行主要分布	上肢外侧后缘
经脉循行联络脏腑	属小肠
	络心
	抵胃
经脉循行经过器官	循咽、至目锐眦、入耳中、抵鼻
脏腑经脉病候	少腹痛、腰脊痛引睾丸、耳聋、目黄、颊肿、咽喉肿痛、肩臂外侧后缘痛等
主治概要	主治头、项、耳、目、咽喉病，热病，神志病及经脉循行部位的其他病证

（七）足太阳膀胱经（图 3-1-7）

1. 经脉原文

膀胱足太阳之脉，起于目内眦，上额，交巅[1]。

其支者，从巅至耳上角。

其直者，从巅入络脑，还出别下项[2]；循肩髆[3]内，挟脊[4]抵腰中，入循膂[5]，络肾，属膀胱。

其支者，从腰中，下挟脊，贯臀，入腘中。

其支者，从髆内左右别下贯胛，挟脊内；过髀枢[6]，循髀外后廉下合腘中。以下贯踹内，出外踝[7]之后，循京骨[8]至小指外侧。

【注释】

①交巅："交"者，交会之意；"巅"者，乃指头顶正中最高点，当百会穴处。

②项：后颈部。

③肩髆：指肩胛区。

④挟脊：指挟行脊柱两旁。

⑤膂：夹脊两旁的肌肉。

⑥髀枢：当股骨大转子部，环跳穴所在处。

⑦外踝：腓骨下端的突出处。

⑧京骨：足外侧小趾本节后突出的半圆骨，即第 5 跖骨粗隆。又为穴名。

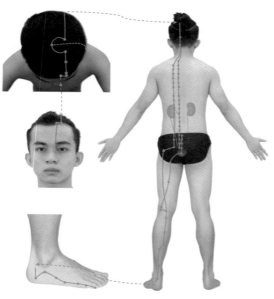

图 3-1-7　足太阳膀胱经经脉循行示意图

2. 循行总结（表 3-1-7）

表 3-1-7　足太阳膀胱经循行总结

经脉循行起点	目内眦
经脉循行止点	小趾端
经脉起穴	睛明
经脉止穴	至阴
经脉循行主要分布	下肢后缘
经脉循行联络脏腑	属膀胱
	络肾
经脉循行经过器官	起于目内眦，至耳上角，入络脑
脏腑经脉病候	小便不通，遗尿，癫狂，疟疾，目痛，迎风流泪，鼻塞多涕，鼻衄，头痛，项、背、臀部及下肢循行部位痛、麻等
主治概要	主治头、项、目、背、腰、下肢部病证及神志病，背部第一侧线的背俞穴及第二侧线相平的腧穴主治与其相关的脏腑组织器官病证

（八）足少阴肾经（图 3-1-8）

1. 经脉原文

肾足少阴之脉，起于小指之下，邪①走足心，出于然骨②之下；循内踝之后，别入跟中，以上腨内；出腘内廉，上股内后廉，贯脊属肾，络膀胱。

其直者，从肾上贯肝膈，入肺中，循喉咙，挟舌本。

其支者，从肺出，络心，注胸中。

【注释】

①邪：通"斜"。

②然骨：指内踝前突起的舟骨粗隆。

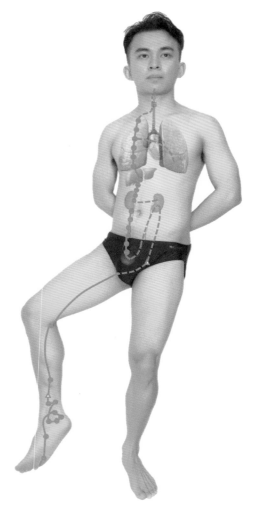

图 3-1-8　足少阴肾经经脉循行示意图

2. 循行总结（表 3-1-8）

表 3-1-8　足少阴肾经循行总结

经脉循行起点	小趾下
经脉循行止点	胸中
经脉起穴	涌泉
经脉止穴	俞府
经脉循行主要分布	下肢内侧后缘
经脉循行联络脏腑	属肾
	络膀胱
	上贯肝
	入肺中
	络心
经脉循行经过器官	循喉咙，挟舌本
脏腑经脉病候	咳血、气喘、舌干、咽喉肿痛、水肿、大便秘结、泄泻、腰痛、脊股内后侧痛、痿弱无力，足心热等
主治概要	主治妇科病、前阴病、肾、肺、咽喉病及经脉循行部位的其他病证

（九）手厥阴心包经（图 3-1-9）

1. 经脉原文

心主手厥阴心包络①之脉，起于胸中，出属心包，下膈，历络三焦②。

其支者，循胸出胁③，下腋三寸，上抵腋下；循臑内，行太阴、少阴之间；入肘中，下臂，行两筋④之间；入掌中，循中指，出其端。

其支者，别掌中，循小指次指⑤出其端。

【注释】

①心包络：张介宾注："心包络，包心之膜络也，包络为心之外卫；三焦为藏府之外卫，故为藏府而相络。"

②历络三焦：此指自胸至腹依次联络上、中、下三焦。

③胁：乳下旁肋部。

④两筋：指桡侧腕屈肌腱和掌长肌腱。

⑤小指次指：小指侧的次指，即无名指，亦即第四指，下同。

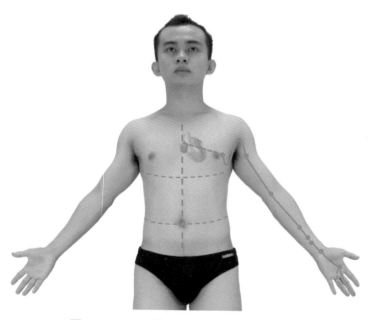

图 3-1-9　手厥阴心包经经脉循行示意图

2. 循行总结（表 3-1-9）

表 3-1-9　手厥阴心包经循行总结

经脉循行起点	胸中
经脉循行止点	无名指端
经脉起穴	天池
经脉止穴	中冲
经脉循行主要分布	上肢内侧中间
经脉循行联络脏腑	属心包
	络三焦
脏腑经脉病候	心痛、胸闷、心悸、心烦、癫狂、腋肿、肘臂挛痛、掌心发热等
主治概要	主治心、胸、胃、神志病及经脉循行部位的其他病证

（十）手少阳三焦经（图 3-1-10）

1. 经脉原文

三焦手少阳之脉，起于小指次指之端，上出两指之间①，循手表腕②，出臂外两骨③之间；上贯肘，循臑外④上肩，而交出足少阳之后；入缺盆，布膻中⑤，散络心包，下膈，遍⑥属三焦。

其支者，从膻中，上出缺盆，上项，系耳后；直上出耳上角，以屈下颊至𫓧。

其支者，从耳后入耳中，出走耳前，过客主人⑦，前交颊，至目锐眦。

【注释】

①两指之间：指第 4 与第 5 掌骨间。

②手表腕：指手背腕关节中。

③臂外两骨：指前臂背（伸）侧，尺骨与桡骨间。

④臑外：上臂后（伸）侧。

⑤膻中：此指胸中。不指穴名。

⑥遍：原作"徧"，或误作"循"。

⑦客主人：即上关穴之异名。

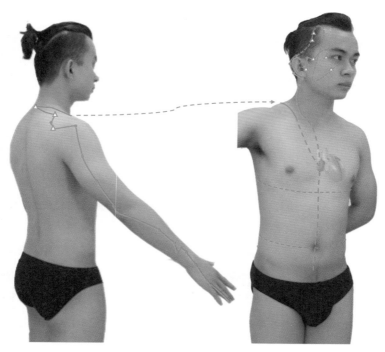

图 3-1-10 手少阳三焦经经脉循行示意图

2. 循行总结（表 3-1-10）

表 3-1-10　手少阳三焦经循行总结

经脉循行起点	无名指端
经脉循行止点	目锐眦
经脉起穴	关冲
经脉止穴	丝竹空
经脉循行主要分布	上肢外侧中间
经脉循行联络脏腑	属三焦
	络心包
经脉循行经过器官	系耳后，出耳上角，入耳中，至目锐眦
脏腑经脉病候	腹胀、水肿、遗尿、小便不利、耳聋、咽喉肿痛、目赤肿痛、颊肿、耳后疼痛、肩臂肘部外侧痛等
主治概要	主治侧头、耳、目、胸胁、咽喉病，热病及经脉循行部位的其他病证

（十一）足少阳胆经（图 3-1-11）

1. 经脉原文

胆足少阳之脉，起于目锐眦，上抵头角[①]，下耳后，循颈；行手少阳之前，至肩上，却交出手少阳之后，入缺盆。

其支者，从耳后入耳中，出走耳前，至目锐眦后。

其支者，别锐眦，下大迎，合于手少阳；抵于颤，下加颊车[②]，下颈，合缺盆。以下胸中，贯膈，络肝，属胆；循胁里，出气街，绕毛际[③]，横入髀厌[④]中。

其直者，从缺盆下腋，循胸，过季胁，下合髀厌中。以下循髀阳[⑤]，出膝外廉，下外辅骨[⑥]之前，直下抵绝骨[⑦]之端；下出外踝之前，循足跗上，入小指次指之间。

其支者，别跗上，入大指之间，循大指歧骨⑧内，出其端，还贯爪甲，出三毛⑨。

【注释】

①头角：杨上善注："角，谓额角也。"当额结节部。

②下加颊车：指经脉向下覆盖于颊车穴部。

③毛际：指耻骨部阴毛处。滑伯仁《十四经发挥》注："曲骨之分为毛际。"

④髀厌：即髀枢，相当于环跳穴部。滑伯仁注："键骨之下为髀厌，即髀枢也。"

⑤髀阳：指大腿的外侧。滑伯仁注："下循髀外，行太阳、阳明之间。"

⑥外辅骨：指腓骨。

⑦绝骨：指腓骨的下段低凹处。滑伯仁注："外踝以上为绝骨。"

⑧大指歧骨：指第 1、第 2 跖骨而言。滑伯仁注："足大趾本节后为歧骨。"

⑨三毛：指足趾背短毛。滑伯仁注："大指甲后为三毛。"

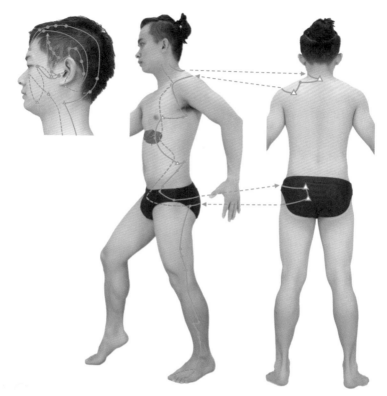

图 3-1-11　足少阳胆经经脉循行示意图

2. 循行总结（表 3-1-11）

表 3-1-11　足少阳胆经循行总结

经脉循行起点	目锐眦
经脉循行止点	大趾端
经脉起穴	瞳子髎
经脉止穴	足窍阴
经脉循行主要分布	下肢外侧

续表

经脉循行联络脏腑	属胆
	络肝
经脉循行经过器官	起于目锐眦，下耳后，入耳中，出耳前
脏腑经脉病候	口苦、目眩、疟疾、头痛、颔痛、目外眦痛，缺盆部、腋下、胸胁、股及下肢外侧、足外侧痛等
主治概要	主治侧头、目、耳、咽喉病，神志病，热病及经脉循行部位的其他病证

（十二）足厥阴肝经（图 3-1-12）

1. 经脉原文

肝足厥阴之脉，起于大指丛毛①之际，上循足跗上廉，去内踝一寸，上踝八寸；交出太阴之后，上腘内廉，循股阴②，入毛中，环阴器；抵小腹，挟胃，属肝，络胆；上贯膈，布胁肋，循喉咙之后，上入颃颡③；连目系，上出额，与督脉会于巅。

其支者，从目系下颊里，环唇内。

其支者，复从肝，别贯膈，上注肺。

【注释】

①丛毛：丛，《千金要方》《铜人》《十四经发挥》均作"聚"。滑伯仁注："三毛后横纹为聚毛。"张介宾注："丛毛即上文所谓三毛。"

②股阴：即大腿的内侧。《黄帝内经太素》卷八作"阴股"。

③颃颡：同"吭嗓"。《黄帝内经太素》卷八注："喉咙上孔名颃颡。"滑伯仁注："咽颡也。"此指喉头和鼻咽部。喉咙则指下连气管部分。

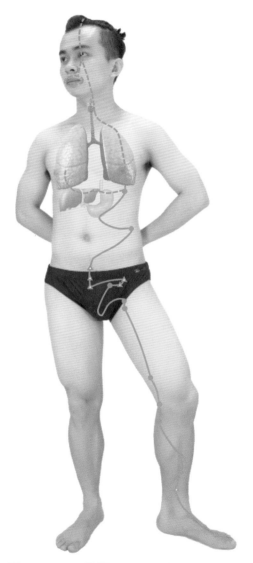

图 3-1-12　足厥阴肝经经脉循行示意图

2. 循行总结（表 3-1-12）

表 3-1-12　足厥阴肝经循行总结

经脉循行起点	大趾
经脉循行止点	肺
经脉起穴	大敦
经脉止穴	期门
经脉循行主要分布	下肢内侧中间
经脉循行联络脏腑	属肝
	络胆
	注肺
经脉循行经过器官	过阴器，连目系，环唇内
脏腑经脉病候	腰痛、胸满、呃逆、遗尿、小便不利、疝气、少腹肿等
主治概要	主治肝病、妇科病、前阴病及经脉循行部位的其他病证

二、奇经八脉各论

（一）任脉（图 3-1-13）

1. 循行原文

任脉者，起于中极之下，以上毛际，循腹里，上关元，至咽喉，上颐，循面，入目。

络脉：任脉之别，名曰尾翳，下鸠尾，散于腹。

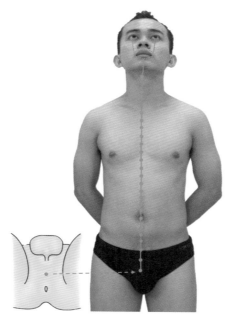

图 3-1-13　任脉循行示意图

2. 循行总结（表 3-1-13）

表 3-1-13　任脉循行总结

经脉循行起点	胞宫
经脉循行止点	目
经脉起穴	会阴
经脉止穴	承浆
经脉循行主要分布	前正中线
经脉循行经过器官	咽喉、目
脏腑经脉病候	疝气、带下、腹中结块等
主治概要	主治腹、胸、颈、头面的局部病证及相应的内脏器官疾病。少数腧穴有强壮作用或可治神志病

（二）督脉（图3-1-14）

1. 循行原文

起于少腹，以下骨中央（胞中），下出会阴，经长强，行于后背正中，上至风府，入属于脑，上巅，循额，至鼻柱，经素髎、水沟，会手足阳明，至兑端，入龈交。

分支：其少腹直上者，贯脐中央，上贯心，入喉，上颐，环唇，上系两目之下中央。

络脉：督脉之别，名曰长强，挟膂上项，散头上，下当肩胛左右，别走太阳，入贯膂。

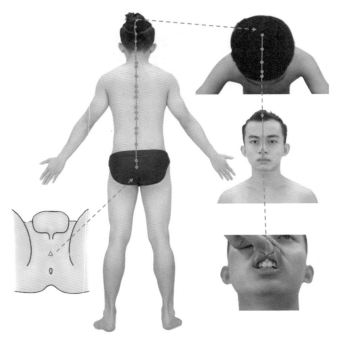

图 3-1-14　督脉循行示意图

2. 循行总结（表 3-1-14）

表 3-1-14　督脉循行总结

经脉循行起点	胞宫
经脉循行止点	鼻柱
经脉起穴	长强
经脉止穴	龈交
经脉循行主要分布	后正中线
经脉循行经过器官	脑、鼻、唇、齿龈、喉、目
脏腑经脉病候	脊柱强痛、角弓反张等
主治概要	主治神志病，热病，腰骶、背、头项局部病证及相应的内脏疾病

（三）冲脉（图 3-1-15）

1. 循行原文

起于肾下胞中，经会阴，出于气街，并足少阴肾经挟脐上行，至胸中而散。

分支：

①从胸中上行，会咽喉，络唇口，其气血渗诸阳，灌诸精。

②从气街下行，并足少阴经，循阴股内廉。入腘中，行胫内廉，至内踝后，渗三阴。

③从内踝后分出，行足背，入大趾间。

④从胞中向后，行于脊里内。

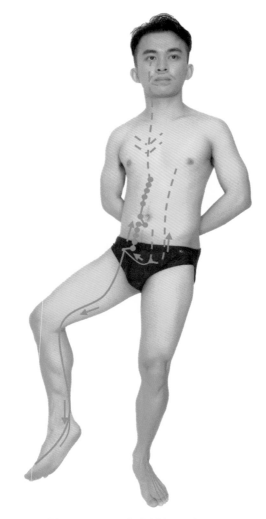

图 3-1-15 冲脉循行示意图

2. 经脉主治：腹部气逆而拘急。

（四）带脉（图 3-1-16）

1. 循行原文
带脉者，起于季胁，回身一周。

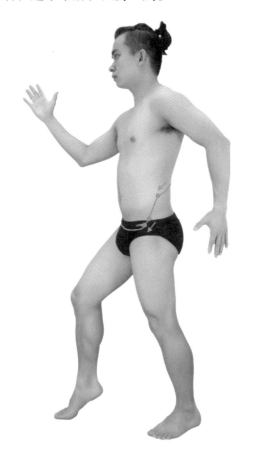

图 3-1-16　带脉循行示意图

2. 经脉主治：腹满，腰部觉冷如坐水中。

（五）阴维脉（图 3-1-17）

1. 循行原文

阴维起于诸阴交，从腨、股内廉上行入腹，行于腹第三侧线，上咽，与任脉会于天突、廉泉。

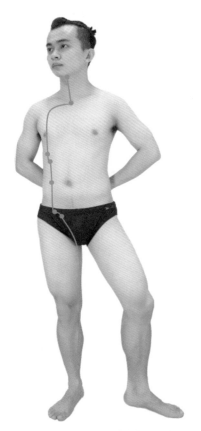

图 3-1-17　阴维脉循行示意图

2. 经脉主治：心痛、忧郁。

（六）阳维脉（图3-1-18）

1. 循行原文

阳维起于外踝下，沿下肢外侧，经胁肋，上肩，过头，与督脉会于风府、哑门。

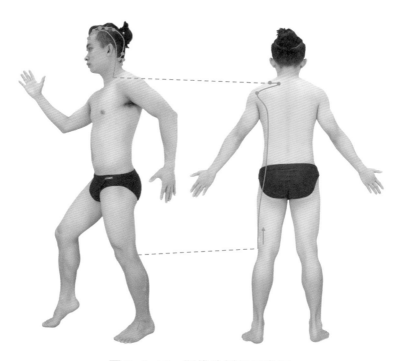

图 3-1-18　阳维脉循行示意图

2. 经脉主治：恶寒发热、腰痛。

（七）阴跷脉（图 3-1-19）

1. 循行原文

起于跟中，出足少阴然骨之后，上内踝之上，直上循阴股，入阴，上循胸里，至咽喉，会冲脉，入頄，属目内眦，合于太阳、阳跷而上行。

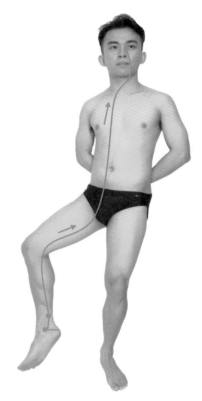

图 3-1-19　阴跷脉循行示意图

2. 经脉主治：多眠，癃闭。

（八）阳跷脉（图 3-1-20）

1. 循行原文

起于跟中，出足太阳之申脉，循外踝上行，沿髀胁上肩，循面，交目内眦，会睛明，入脑，下耳后，入风池。

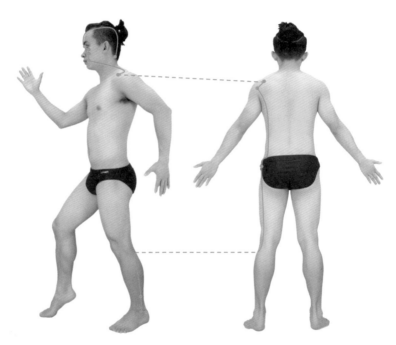

图 3-1-20　阳跷脉循行示意图

2. 经脉主治：目内眦痛，不眠。

附：古代特殊的解剖名词（图 3-1-21、表 3-1-15）

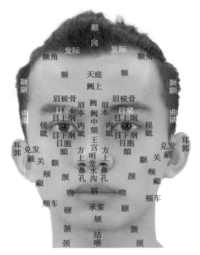

a. 头颈部（前面）

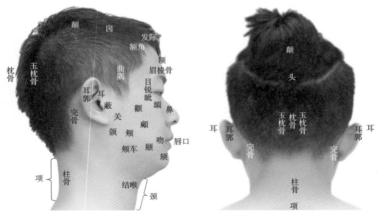

b. 头颈部（侧面、后面）

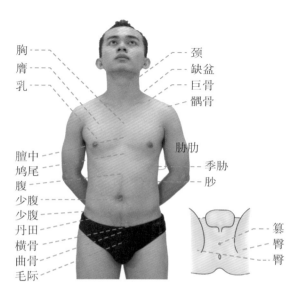

c. 躯干部（前面）

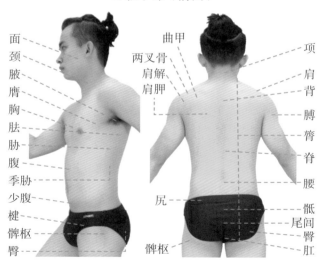

d. 躯干部（侧面、后面）

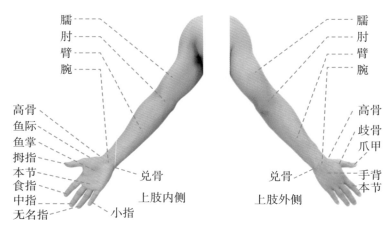

臑
肘
臂
腕

臑
肘
臂
腕

高骨
鱼际
鱼掌
拇指
本节
食指
中指
无名指

高骨
歧骨
爪甲

兑骨
上肢内侧

兑骨
上肢外侧

手背
本节

小指

e.上肢部（内侧、外侧）

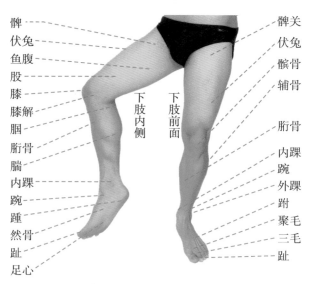

髀
伏兔
鱼腹
股
膝
膝解
腘
骱骨
腨
内踝
踠
踵
然骨
趾
足心

髀关
伏兔
髌骨
辅骨

骱骨
内踝
踠
外踝
跗
聚毛
三毛
趾

下肢内侧

下肢前面

f.下肢部（内侧、前面）

图 3-1-21　古代特殊解剖部位

60

表 3-1-15　古代特殊的解剖名词释义

部位	古名词	今释义
头颈部	首 / 头	颈项以上的部位
	颠 / 巅	头中央之最高处
	囟 / 顖	顶颠之前
	发际	头发之边缘
	王宫	鼻梁部位
	兑发	鬓发尖狭部位
	额 / 额颅 / 颡	发下眉上之处
	额角 / 角	额之两侧近发际处
	颜	额之中部
	缺 / 印堂	两眉之间
	明堂	鼻，亦鼻尖
	頞 / 鼻根 / 鼻梁 / 山根	鼻根两目之间，鼻柱之上凹陷处
	水沟 / 人中	鼻下唇上中央凹陷处
	承浆	唇下颏上中央之凹陷处
	吻	即唇
	眉棱骨	两眉棱起之弓形骨
	眉本	眉毛内侧近阙之处
	目胞 / 目窠 / 裹	眼胞、眼睑
	目纲	眼胞之边缘生毛处
	目内眦 / 大角	内眼角
	目外眦 / 锐眦 / 小眦	外眼角
	頄	眼眶下方的骨，即上颌骨和颧骨构成眼眶部分
	颧	颧骨
	关	耳前核起之骨
	顄	腮

部位	古名词	今释义
头颈部	颐	口角外下方，腮部前方
	颏	承浆之下，颏骨之前部
	颔	颏下结喉上，两侧肉之空软处，下颌底与甲状软骨之间
	颈	肩上头下之前方为颈，即舌骨到胸骨体上缘的部位
	结喉	甲状软骨
	颞颥	翼点
	曲隅	额角下两旁，耳上发际之处，即称鬓角
	蔽	耳前小珠，俗称耳门，现称耳屏
	颌 / 辅车	耳下骨，即下颌骨支
	颊	面两旁
	颊车	下颌骨
	耳郭	耳轮
	枕骨	枕骨结节
	玉枕骨	枕骨之上项线
	完骨	耳后高骨，即乳突
	柱骨	颈椎
	项	枕骨到大椎之间
躯干部	缺盆	锁骨上窝
	胸	缺盆下，腹之上
	膺	胸大肌
	膻中	两乳之间的部位
	髑骭 / 鸠尾	胸骨剑突
	腹	胸以下，脐之上下左右

部位	古名词	今释义
躯干部	丹田	脐下正中之处
	横骨	耻骨
	曲骨	耻骨联合
	毛际	阴毛丛生之处
	篡 / 会阴	前后二阴之间
	巨骨	锁骨
	髃骨	肩胛冈之肩峰突
	䏚	腋下无肋骨之空软处，即腹部九分法之腰部
	肩	颈项之下，左右两侧都称肩，是上肢和躯干的连属处
	腋	在肩下胁上之陷窝
	胁	腋下肋骨尽处
	胠	腋下胁上，是胠胁的总称
	季胁	胁之下缘，胁下软肋的部分
	楗	髀骨上，横骨下，股外之中，侧立摇动筋动应手处，楗骨指髂骨，一说指股骨，一说指坐骨
	肩胛	肩胛骨
	肩解	肩关节
	两叉骨	肩锁关节处
	曲甲	肩胛冈
	背	躯干之后部统称
	腰	躯干两旁及背部之空软处，在肋骨与楗骨之间统称为腰
	膂	脊柱两旁的肌肉

部位	古名词	今释义
躯干部	骶 / 尾骶 / 尾闾 / 尻骨 / 穷骨	尾骨，又说指骶骨
	臀	腰以下二股之上，尻旁大肉，即臀大肌的部位
上肢部	臑	上臂外侧面
	臑	上肢上臂，臑骨即肱骨
	肘	臑臑与臂相联之关节，即肘关节
	臂	前臂，一说肩至腕通称臂
	腕	臂与手相连之关节
	兑骨 / 锐骨	小指侧臂骨下端之高骨
	高骨	凡高起之骨统称高骨，一说大指侧臂骨下端，亦有将兑骨与高骨称为手踝骨
	掌	指、腕之间内侧面
	鱼	大指后侧隆起之肉，其外方赤白肉分界处叫鱼际，亦有称拇指侧为大鱼，小指侧为小鱼
	歧骨	凡骨之分歧处皆称歧骨，如锁骨肩峰与肩胛冈肩峰端之分歧处；第 1、2 掌骨之分歧处；胸骨下端与肋软骨结合处等
	本节	手足指（趾）最上一节，即掌指关节与跖趾关节处
	拇指（趾）	大指（趾），又称首指（趾）
	大指次指	食指
	将指	中指
	小指次指	无名指
	爪甲	（趾）甲

续表4

部位	古名词	今释义
下肢部	髀	股骨之上端，髀骨即股骨
	髀枢	股骨大转子部
	髀厌	股关节
	髀关	股四头肌之上端，内收肌群
	髀阳	大腿外侧部
	股	大腿
	伏兔	大腿前正中股四头肌隆起如伏兔
	辅骨	膝两侧之骨， 其内名内辅，其外名外辅
	外辅骨	腓骨
	胻骨	胫骨
	膝解	膝关节
	腕	胫下尽处之曲节，即踝关节
	踝	足上胫下隆起之骨， 内侧为内踝，为胫骨之下端， 外侧为外踝，是腓骨之下端
	腨	小腿肚，即腓肠肌部
	然骨	舟骨
	核骨	足第一跖趾关节内侧的圆形突起
	三毛	足大趾爪甲后方有毛处
	聚毛 / 丛毛	三毛后为聚毛
	腘	膝部后面，腿部弯曲时形成凹窝
	膝	大腿与小腿之交接关节处， 其关节称膝解
	膑	膝前的圆形骨，即膑骨
	跗	足背
	绝骨	外踝上之骨（腓骨）的突然凹陷处

第二节　腧穴各论

一、手太阴肺经腧穴

（一）手太阴肺经穴位歌诀

手太阴肺十一穴，中府云门天府诀，

侠白之下是尺泽，孔最下行接列缺，

曾有经渠与太渊，鱼际少商如韭叶。

（二）手太阴肺经穴位总览（图 3-2-1）

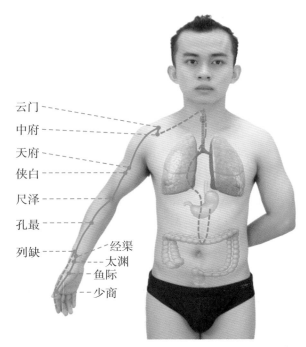

云门

中府

天府

侠白

尺泽

孔最

列缺

经渠

太渊

鱼际

少商

图 3-2-1　手太阴肺经穴位图

（三）手太阴肺经穴位详述（表3-2-1）

表3-2-1　手太阴肺经穴位定位、主治与刺灸法

穴位	定位	主治	刺灸法
*中府（LU1）	横平第1肋间隙，锁骨下窝外侧，前正中线旁开6寸	咳嗽、气喘、胸中胀痛、胸痛、肩背痛	向外斜刺0.5～0.8寸，不可向内深刺，以免伤及肺脏
云门（LU2）	锁骨下窝凹陷中，肩胛骨喙突内缘，前正中线旁开6寸	咳嗽、气喘、胸痛、肩关节内侧痛	向外斜刺0.5～0.8寸，不可向内深刺，以免伤及肺脏
天府（LU3）	腋前纹头下3寸，肱二头肌桡侧缘处	气喘、瘿气、鼻衄、上臂内侧疼痛	直刺0.5～1寸
侠白（LU4）	腋前纹头下4寸，肱二头肌桡侧缘处	咳嗽、气喘、干呕、烦满、上臂内侧痛	直刺0.5～1寸
*尺泽（LU5）	肘横纹上，肱二头肌腱桡侧凹陷中	咳嗽、气喘、咯血、潮热、咽喉肿痛、胸部胀满、小儿惊风、吐泻、肘臂挛痛	直刺0.8～1.2寸，或点刺出血
*孔最（LU6）	腕掌侧远端横纹上7寸，尺泽与太渊连线上	咳嗽、气喘、咯血、咽喉肿痛、肘臂挛痛、痔疾	直刺0.5～1寸
*列缺（LU7）	腕掌侧远端横纹上1.5寸，拇短伸肌腱与拇长展肌腱之间，拇长展肌腱沟的凹陷中	咳嗽、气喘、咽喉痛、上肢不遂、口眼㖞斜、偏头痛、颈强痛、牙痛	向上斜刺0.3～0.5寸
经渠（LU8）	腕掌侧远端横纹上1寸，桡骨茎突与桡动脉之间	咳嗽、气喘、胸痛、咽喉肿痛、手腕痛	避开桡动脉，直刺0.3～0.5寸

穴位	定位	主治	刺灸法
*太渊 （LU9）	桡骨茎突与舟状骨之间，拇长展肌腱尺侧凹陷中	咳嗽、气喘、咳血、胸痛、咽喉肿痛、无脉症、手腕痛	避开桡动脉，直刺0.3~0.5寸
*鱼际 （LU10）	第1掌骨桡侧中点赤白肉际处	咳嗽、咳血、发热、咽喉肿痛、失音、掌中热	直刺0.5~0.8寸
*少商 （LU11）	拇指末节桡侧，指甲根角侧上方0.1寸（指寸）	咽喉肿痛、中风昏迷、中暑呕吐、小儿惊风、癫狂、咳嗽、鼻衄	浅刺0.1寸，或点刺出血

注：*为重点掌握穴位（下同）

（四）手太阴肺经穴位主治概要

1. 均治肺、胸疾患以及局部病变。

2. 肘以下穴位可泻热解表，治疗咽喉疾病。

3. 腕关节附近穴位可治头面、项、齿病变。

4. 尺泽、少商可镇静熄风开窍，用于急救。

二、手阳明大肠经腧穴

（一）手阳明大肠经穴位歌诀

> 手阳明穴起商阳，二间三间合谷藏，
>
> 阳溪偏历复温溜，下廉上廉三里长，
>
> 曲池肘髎五里近，臂臑肩髃巨骨当，
>
> 天鼎扶突禾髎接，鼻旁五分是迎香。

（二）手阳明大肠经穴位总览（图 3-2-2）

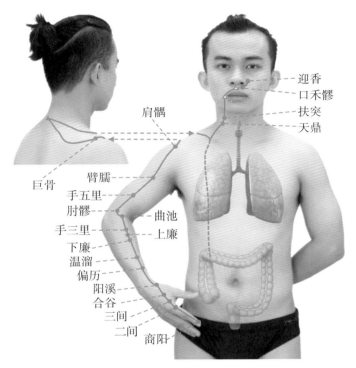

迎香
口禾髎
扶突
天鼎
肩髃
臂臑
巨骨
手五里
肘髎
曲池
手三里
上廉
下廉
温溜
偏历
阳溪
合谷
三间
二间
商阳

图 3-2-2　手阳明大肠经穴位图

（三）手阳明大肠经穴位详述（表 3-2-2）

表 3-2-2　手阳明大肠经穴位定位、主治与刺灸法

穴位	定位	主治	刺灸法
*商阳 （LI1）	食指末端桡侧，指甲根角侧上方0.1寸（指寸）	咽喉肿痛、耳鸣耳聋、中风昏迷、热病无汗、下齿痛、青盲	浅刺 0.1 寸，或点刺出血

穴位	定位	主治	刺灸法
二间 （LI2）	第 2 掌指关节桡侧远端赤白肉际处	齿痛、咽喉肿痛、口眼㖞斜、目痛、热病	直刺 0.2～0.3 寸
*三间 （LI3）	第 2 掌指关节桡侧近端凹陷中	咽喉肿痛、齿痛、身热、腹胀肠鸣	直刺 0.3～0.5 寸
合谷 （LI4）	第 2 掌骨桡侧的中点处	头痛、齿痛、目赤肿痛、咽喉肿痛、失音、口眼㖞斜、上肢不遂、痄腮、疔疮、经闭、腹痛、牙关紧闭、小儿惊风、鼻衄、耳鸣耳聋、发热恶寒、无汗、多汗	直刺 0.5～1 寸；孕妇慎用
阳溪 （LI5）	腕背侧远端横纹桡侧，桡骨茎突远端，解剖学"鼻咽窝"凹陷中	头痛、耳鸣耳聋、咽喉肿痛、腕臂痛、齿痛	直刺 0.5～0.8 寸
偏历 （LI6）	腕背侧远端横纹上 3 寸，阳溪与曲池连线上	耳鸣耳聋、目赤、鼻衄、喉痛、手臂酸痛	直刺 0.5～0.8 寸
温溜 （LI7）	腕背侧远端横纹上 5 寸，阳溪与曲池连线上	头痛、面肿、咽喉肿痛、肩背酸痛、疔疮、肠鸣腹痛	直刺 0.5～1 寸
下廉 （LI8）	肘横纹下 4 寸，阳溪与曲池连线上	头痛、眩晕、肘臂痛、上肢不遂、目痛	直刺 0.5～1 寸
上廉 （LI9）	肘横纹下 3 寸，阳溪与曲池连线上	头痛、上肢不遂、肩臂酸痛麻木、腹痛、肠鸣、泄泻	直刺 0.8～1 寸

续表 2

穴位	定位	主治	刺灸法
*手三里 （LI10）	肘横纹下 2 寸，阳溪与曲池连线上	肘臂疼痛、上肢瘫痪麻木、齿痛、失音	直刺 1～1.5 寸
*曲池 （LI11）	在肘横纹外侧端，尺泽与肱骨外上髁连线的中点处	热病、上肢不遂、风疹、手臂肿痛无力、咽喉肿痛、齿痛、目赤痛、腹痛吐泻、痢疾、高血压、瘰疬、癫狂	直刺 1～1.5 寸
肘髎 （LI12）	屈肘，曲池外上方 1 寸，当肱骨边缘处	肘臂部酸痛、麻木、挛急	直刺 0.5～1 寸
手五里 （LI13）	肘横纹上 3 寸，曲池与肩髃连线上	肘臂疼痛挛急，瘰疬	避开动脉，直刺 0.8～1 寸
*臂臑 （LI14）	曲池上 7 寸，三角肌前缘处	瘰疬，肩背疼痛、目疾、颈项拘挛	直刺或向上斜刺 0.8～1.5 寸
*肩髃 （LI15）	肩峰外侧缘前端与肱骨大结节两骨间凹陷中	肩臂疼痛、上肢不遂、瘾疹	直刺或向下斜刺 0.8～1.5 寸
巨骨 （LI16）	锁骨肩峰端与肩胛冈之间凹陷中	肩背及上臂疼痛、伸展及抬举不便	直刺或微斜向外下方刺 0.5～1 寸，不可深刺，以免刺入胸腔造成气胸
天鼎 （LI17）	横平环状软骨，胸锁乳突肌后缘	咽喉肿痛、暴喑、气哽、梅核气、瘰疬	直刺 0.5～0.8 寸
扶突 （LI18）	横平喉结，胸锁乳突肌的前、后缘中间	咳嗽、气喘、咽喉肿痛、暴喑、瘰疬、瘿气	直刺 0.5～0.8 寸

穴位	定位	主治	刺灸法
口禾髎 （LI19）	横平人中沟上 1/3 与下 2/3 交点，鼻孔外缘直下	口喎、鼻塞不通、鼻衄	直刺 0.3～0.5 寸
*迎香 （LI20）	鼻翼外缘中点旁，鼻唇沟中	鼻塞不通、口喎、鼻衄、面痒、鼻息肉	直刺或向上斜刺 0.3～0.5 寸

（四）手阳明大肠经穴位主治概要

1. 均治局部及附近组织病变。

2. 肘以下穴位可治疗头面五官疾病、大肠疾病、热病、癫狂。

3. 合谷、曲池可治风疹、瘾疹。

三、足阳明胃经腧穴

（一）足阳明胃经穴位歌诀

四十五穴足阳明，承泣四白巨髎经，

地仓大迎颊车对，下关头维和人迎，

水突气舍连缺盆，气户库房屋翳屯，

膺窗乳中连乳根，不容承满梁门起，

关门太乙滑肉门，天枢外陵大巨存，

水道归来气冲穴，髀关伏兔走阴市，

梁丘犊鼻足三里，上巨虚连条口位，

下巨虚跳上丰隆，解溪冲阳陷谷中，

又次内庭厉兑穴，大趾次趾之端终。

（二）足阳明胃经穴位总览（图 3-2-3）

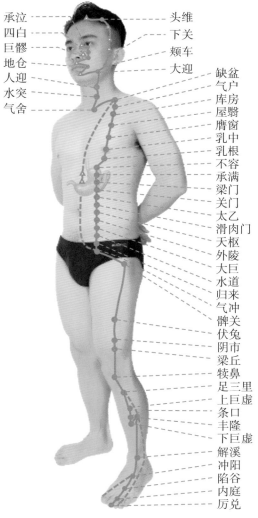

承泣
四白
巨髎
地仓
人迎
水突
气舍

头维
下关
颊车
大迎

缺盆
气户
库房
屋翳
膺窗
乳中
乳根
不容
承满
梁门
关门
太乙
滑肉门
天枢
外陵
大巨
水道
归来
气冲
髀关
伏兔
阴市
梁丘
犊鼻
足三里
上巨虚
条口
丰隆
下巨虚
解溪
冲阳
陷谷
内庭
厉兑

图 3-2-3　足阳明胃经穴位图

（三）足阳明胃经穴位详述（表3-2-3）

表3-2-3　足阳明胃经穴位定位、主治与刺灸法

穴位	定位	主治	刺灸法
*承泣（ST1）	眼球与眶下缘之间，瞳孔直下	眼睑瞤动、目赤肿痛、夜盲、口眼㖞斜、迎风流泪	紧靠眶下缘直刺0.5～1寸；不宜灸。针刺时，应缓慢进针，不宜提插，以防刺破血管，引起眶内出血。慎灸
*四白（ST2）	眶下孔处	目赤痛痒、目翳、眼睑瞤动、迎风流泪、头面疼痛、口眼㖞斜	直刺0.3～0.5寸
巨髎（ST3）	横平鼻翼下缘，瞳孔直下	口眼㖞斜、眼睑瞤动、鼻衄、齿痛、面痛	直刺0.3～0.5寸
*地仓（ST4）	口角旁开0.4寸（指寸）	口眼㖞斜、口角瞤动、齿痛、流涎、唇缓不收	斜刺或平刺0.5～0.8寸，或向迎香、颊车方向平刺1～2寸
大迎（ST5）	下颌角前方，咬肌附着部的前缘凹陷中，面动脉搏动处	牙关紧闭、齿痛、口㖞、颊肿、面肿、面痛	避开动脉直刺0.3～0.5寸，或向地仓方向透刺
*颊车（ST6）	下颌角前上方一横指（中指）	口眼㖞斜、颊肿、齿痛、牙关紧闭、面肌痉挛	直刺0.3～0.5寸，或向地仓斜刺1.5～2寸
*下关（ST7）	颧弓下缘中央与下颌切迹之间凹陷中	牙关紧闭、下颌疼痛、口㖞、面痛、齿痛、耳鸣、耳聋	直刺或斜刺0.5～1寸

穴位	定位	主治	刺灸法
*头维 (ST8)	额角发际直上0.5寸，头正中线旁开4.5寸	头痛、目眩、迎风流泪、眼睑𥇢动、视物不明、目痛	向后平刺0.5～1寸，或横刺透率谷
人迎 (ST9)	横平喉结，胸锁乳突肌前缘，颈总动脉搏动处	咽喉肿痛、高血压、头痛、瘰疬、胸满气喘	避开颈总动脉直刺0.3～0.8寸；不宜灸
水突 (ST10)	胸锁乳突肌前缘，当人迎与气舍连线的中点	咳逆上气、喘息不得卧、咽喉肿痛、呃逆、瘰疬、瘿瘤	直刺0.3～0.8寸
气舍 (ST11)	锁骨上小窝，锁骨胸骨端上缘，胸锁乳突肌胸骨头与锁骨头中间的凹陷中	咽喉肿痛、喘息、呃逆、瘿气、瘰疬、颈项强痛	直刺0.3～0.5寸
缺盆 (ST12)	锁骨上大窝，锁骨上缘凹陷中，前正中线旁开4寸	咳嗽气喘、咽喉肿痛、缺盆中痛、瘰疬	直刺或向后背横刺0.3～0.5寸，不可深刺以防刺伤胸膜引起气胸
气户 (ST13)	锁骨下缘，前正中线旁开4寸	咳喘、胸痛、呃逆、胁肋疼痛	沿肋间隙向外斜刺0.5～0.8寸
库房 (ST14)	第1肋间隙，前正中线旁开4寸	咳嗽、胸痛、胁胀、气喘	沿肋间隙向外斜刺0.5～0.8寸
屋翳 (ST15)	第2肋间隙，前正中线旁开4寸	咳嗽、气喘、胸痛、乳痈	沿肋间隙向外斜刺0.5～0.8寸
膺窗 (ST16)	第3肋间隙，前正中线旁开4寸	咳嗽、气喘、胸痛、乳痈	沿肋间隙向外斜刺0.5～0.8寸
乳中 (ST17)	乳头中央	—	本穴不针不灸，只作胸腹部腧穴的定位标志

穴位	定位	主治	刺灸法
乳根 （ST18）	第 5 肋间隙，前正中线旁开 4 寸	乳痛、乳汁少、胸痛、咳嗽、呃逆	沿肋间隙向外斜刺 0.5～0.8 寸
不容 （ST19）	脐中上 6 寸，前正中线旁开 2 寸	呕吐、胃痛、腹胀、食欲不振	直刺 0.5～0.8 寸
承满 （ST20）	脐中上 5 寸，前正中线旁开 2 寸	胃痛、呕吐、腹胀、肠鸣、食欲不振	直刺 0.8～1 寸
*梁门 （ST21）	脐中上 4 寸，前正中线旁开 2 寸	胃痛、呕吐、腹胀、食欲不振、便溏	直刺 0.8～1 寸
关门 （ST22）	脐中上 3 寸，前正中线旁开 2 寸	腹痛、腹胀、肠鸣泄泻、食欲不振、水肿、遗尿	直刺 0.8～1 寸
太乙 （ST23）	脐中上 2 寸，前正中线旁开 2 寸	腹痛、腹胀、癫狂	直刺 0.8～1.2 寸
滑肉门 （ST24）	脐中上 1 寸，前正中线旁开 2 寸	癫狂、呕吐、腹胀、泄泻	直刺 0.8～1.2 寸
*天枢 （ST25）	横平脐中，前正中线旁开 2 寸	腹痛、腹胀、肠鸣泄泻、便秘、肠痛、疝气、水肿、月经不调	直刺 1～1.5 寸
外陵 （ST26）	脐中下 1 寸，前正中线旁开 2 寸	腹痛、疝气、痛经	直刺 1～1.5 寸
大巨 （ST27）	脐中下 2 寸，前正中线旁开 2 寸	小腹胀满、小便不利、遗精、早泄、疝气	直刺 1～1.5 寸
水道 （ST28）	脐中下 3 寸，前正中线旁开 2 寸	小腹胀满、腹痛、痛经、小便不利	直刺 1～1.5 寸
*归来 （ST29）	脐中下 4 寸，前正中线旁开 2 寸	小腹疼痛、经闭、痛经、子宫下垂、白带、疝气、茎中痛、小便不利	直刺 1～1.5 寸

续表3

穴位	定位	主治	刺灸法
气冲 （ST30）	耻骨联合上缘，前正中线旁开2寸，动脉搏动处	小腹痛、疝气、腹股沟疼痛	直刺0.5~1寸
髀关 （ST31）	当髂前上棘与髌底外侧端的连线上，屈股时，平会阴，居缝匠肌外侧凹陷处	髀股痿痹、下肢不遂、腰腿疼痛、筋急不得屈伸	直刺1~2寸，局部酸胀，或酸胀感向膝部传导
*伏兔 （ST32）	当髂前上棘与髌底外侧端的连线上，髌底上6寸	腿痛、下肢不遂、脚气	直刺1~2寸
阴市 （ST33）	当髂前上棘与髌底外侧端的连线上，髌底上3寸	膝关节痛、下肢屈伸不利、腰痛、下肢不遂	直刺1~1.5寸
*梁丘 （ST34）	当髂前上棘与髌底外侧端的连线上，髌底上2寸	胃痛、膝关节肿痛、屈伸不利、乳痛	直刺1~1.5寸
犊鼻 （ST35）	髌韧带外侧凹陷中	膝痛、关节屈伸不利、脚气	屈膝，向后内斜刺1~1.5寸
*足三里 （ST36）	犊鼻下3寸，距胫骨前缘一横指（中指）	胃痛、呕吐、腹胀、肠鸣、消化不良、下肢痿痹、泄泻、痢疾、便秘、疳积、癫狂、中风、脚气、水肿、下肢不遂、虚劳羸瘦。本穴有强壮作用，为保健要穴	直刺1~2寸
上巨虚 （ST37）	犊鼻下6寸，距胫骨前缘一横指（中指）	腹痛、腹胀、痢疾、便秘、肠痈、中风瘫痪、脚气、下肢痿痹	直刺1~2寸

穴位	定位	主治	刺灸法
条口 （ST38）	犊鼻下 8 寸，距胫骨前缘一横指（中指）	肩臂不得举、下肢冷痹	直刺 1～1.5 寸
*下巨虚 （ST39）	犊鼻下 9 寸，距胫骨前缘 1 横指（中指）	小腹痛、腰脊痛引睾丸、乳痛、下肢痿痹、泄泻	直刺 1～1.5 寸
*丰隆 （ST40）	外踝尖上 8 寸，条口外，距胫骨前缘 2 横指（中指）	痰多、哮喘、咳嗽、胸痛、头痛、咽喉肿痛、便秘、癫狂、痫证、下肢痿痹、呕吐	直刺 1～1.5 寸
*解溪 （ST41）	踝关节前面中央凹陷中，拇长伸肌腱与趾长伸肌腱之间	头痛、眩晕、癫狂、腹胀、便秘、下肢痿痹	直刺 0.5～1 寸
冲阳 （ST42）	在足背最高处，足背动脉搏动处，当拇长伸肌腱和趾长伸肌腱之间	胃痛、腹胀、口眼㖞斜、面肿齿痛、足痿无力、脚背红肿	避开动脉，直刺 0.3～0.5 寸
陷谷 （ST43）	第 2、3 跖骨间，第 2 跖趾关节近端凹陷处	面目浮肿、肠鸣泄泻、足背肿痛、热病、目赤肿痛	直刺 0.3～0.5 寸
内庭 （ST44）	第 2、3 趾间，趾蹼缘后方赤白肉际处	齿痛、口㖞、喉痹、鼻衄、腹痛、腹胀、痢疾、泄泻、足背肿痛、热病、胃痛吐酸	直刺或向上斜刺 0.5～0.8 寸
厉兑 （ST45）	第 2 趾末节外侧，趾甲根角侧后方 0.1 寸（指寸）	面肿、齿痛、口㖞、鼻衄、热病、多梦、癫狂	浅刺 0.1 寸，或点刺出血

（四）足阳明胃经穴位主治概要

1. 头面部穴位以局部及附近组织病变为主：面、口、耳、目、头部位病变。

2. 颈部穴位以局部为主：咽喉病变，瘿瘤。

3. 胸部穴位：心、胸、肺、乳房部位病变。

4. 上腹部穴位：脾、胃、肠部位病变。

5. 下腹部穴位：泌尿生殖系、胃肠部位病变。

6. 股部穴位：股病，腹痛。

7. 膝以下穴位：脾、胃、肠病变，水液病，神志病，头面五官及局部病变。

8. 脚上穴位：热病，局部病。

四、足太阴脾经腧穴

（一）足太阴脾经穴位歌诀

> 足太阴经脾中州，隐白在足大趾头，
>
> 大都太白公孙盛，商丘三阴交可求，
>
> 漏谷地机阴陵泉，血海箕门冲门开，
>
> 府舍腹结大横排，腹哀食窦天溪连，
>
> 胸乡周荣大包尽，二十一穴太阴全。

（二）足太阴脾经穴位总览（图3-2-4）

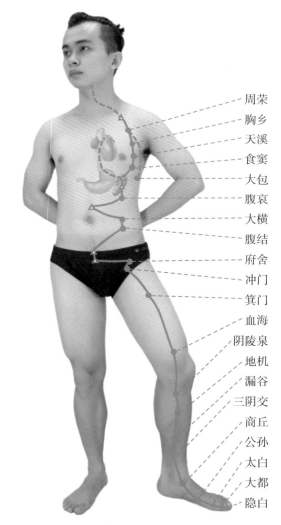

周荣
胸乡
天溪
食窦
大包
腹哀
大横
腹结
府舍
冲门
箕门
血海
阴陵泉
地机
漏谷
三阴交
商丘
公孙
太白
大都
隐白

图3-2-4　足太阴脾经穴位图

（三）足太阴脾经穴位分述（表 3-2-4）

表 3-2-4　足太阴脾经穴位定位、主治与刺灸法

穴位	定位	主治	刺灸法
*隐白（SP1）	大趾末节内侧，趾甲根角侧后方 0.1 寸（指寸）	腹胀、便血、尿血、崩漏、月经过多、癫狂、多梦、惊风、昏厥	浅刺 0.1 寸，或点刺出血
大都（SP2）	第 1 跖趾关节远端赤白肉际凹陷中	腹胀、胃痛、消化不良、泄泻、便秘、热病无汗	直刺 0.3～0.5 寸
*太白（SP3）	第 1 跖趾关节近端赤白肉际凹陷中	胃痛、腹胀、腹痛、肠鸣、呕吐、泄泻、痢疾、便秘、痔疾	直刺 0.5～0.8 寸
*公孙（SP4）	第 1 跖骨底的前下缘赤白肉际处	胃痛、呕吐、饮食不化、肠鸣腹胀、腹痛、泄泻、痢疾、心烦失眠、水肿、发狂妄言	直刺 0.6～1.2 寸
商丘（SP5）	内踝前下方，舟骨粗隆与内踝尖连线中点凹陷中	腹胀、肠鸣、泄泻、便秘、食不化、癫狂、足踝痛、痔疾	直刺 0.5～0.8 寸
*三阴交（SP6）	内踝尖上 3 寸，胫骨内侧缘后际	肠鸣泄泻、腹胀、食不化、月经不调、崩漏、赤白带下、子宫脱垂、经闭、痛经、难产、产后血晕、恶露不尽、遗精、阳痿、早泄、阴茎痛、疝气、水肿、小便不利、遗尿、足痿痹痛、脚气、失眠、湿疹、荨麻疹、高血压、神经性皮炎、不孕	直刺 1～1.5 寸，孕妇慎用

穴位	定位	主治	刺灸法
漏谷 （SP7）	内踝尖上 6寸，胫骨内侧缘后际	腹胀、肠鸣、腰膝厥冷、小便不利、遗精、下肢痿痹	直刺 1～1.5 寸
地机 （SP8）	阴陵泉下 3寸，胫骨内侧缘后际	腹痛、泄泻、小便不利、水肿、月经不调、遗精	直刺 1～1.5 寸
*阴陵泉 （SP9）	胫骨内侧髁下缘与胫骨内侧缘之间的凹陷中	腹胀、水肿、小便不利、遗尿、阴茎痛、妇人阴痛、遗精、膝痛、黄疸	直刺 1～2 寸
*血海 （SP10）	髌底内侧端上 2寸，股内侧肌隆起处	月经不调、痛经、经闭、崩漏、瘾疹、皮肤瘙痒、丹毒、小便淋漓、股内侧痛	直刺 1～1.5 寸
箕门 （SP11）	髌底内侧端与冲门的连线上 1/3 与下 2/3交点，长收肌和缝匠肌交角的动脉搏动处	小便不利、五淋、遗溺、腹股沟肿痛	避开动脉，直刺0.5～1 寸；不宜灸
冲门 （SP12）	腹股沟斜纹中髂外动脉搏动处的外侧	腹痛、疝气、痔疾	避开动脉，直刺0.5～1 寸
府舍 （SP13）	脐中下 4.3寸，前正中线旁开 4寸	腹痛、疝气、结聚	直刺 1～2 寸
腹结 （SP14）	脐中下 1.3寸，前正中线旁开 4寸	腹痛、泄泻、大便秘结	直刺 1～2 寸
*大横 （SP15）	脐中旁开4寸	腹痛、泄泻、大便秘结	直刺 1～1.5 寸
腹哀 （SP16）	脐中上 3寸，前正中线旁开 4寸	腹痛、泄泻、痢疾、便秘、消化不良	直刺 1～1.5 寸

穴位	定位	主治	刺灸法
食窦 （SP17）	第 5 肋间隙，前正中线旁开 6 寸	胸胁胀痛	斜刺或向外平刺 0.5～0.8 寸。本经自食窦至大包诸穴，内有肺脏均不可深刺
天溪 （SP18）	第 4 肋间隙，前正中线旁开 6 寸	胸痛、咳嗽、乳痈、乳汁少	斜刺或向外平刺 0.5～0.8 寸
胸乡 （SP19）	第 3 肋间隙，前正中线旁开 6 寸	胸胁胀痛	斜刺或向外平刺 0.5～0.8 寸
周荣 （SP20）	第 2 肋间隙，前正中线旁开 6 寸	胸胁胀痛、咳嗽、气喘、胁痛	斜刺或向外平刺 0.5～0.8 寸
大包 （SP21）	第 6 肋间隙，当腋中线上	胸胁胀满、胁肋痛、全身疼痛、四肢无力	斜刺或向后平刺 0.5～0.8 寸

（四）足太阴脾经穴位主治概要

1. 膝以下穴位：脾胃病、泌尿系病、水肿、生殖系病、局部病、神志病。

2. 股部穴位：生殖系病、皮肤病、局部病。

3. 胸、腹部穴位：局部病。

五、手少阴心经腧穴

（一）手少阴心经穴位歌诀

九穴心经手少阴，极泉青灵少海深，

灵道通里阴郄邃，神门少府少冲存。

（二）手少阴心经穴位总览（图 3-2-5）

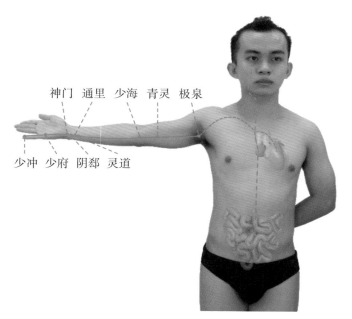

神门 通里 少海 青灵 极泉

少冲 少府 阴郄 灵道

图 3-2-5　手少阴心经穴位图

（三）手少阴心经穴位分述（表 3-2-5）

表 3-2-5　手少阴心经穴位定位、主治与刺灸法

穴位	定位	主治	刺灸法
*极泉 （HT1）	腋窝中央，腋动脉搏动处	上肢不遂、心痛、胸闷、胁肋胀痛、瘰疬、肩臂疼痛、咽干烦渴	上臂外展，避开腋动脉，直刺或斜刺 0.3～0.5 寸
青灵 （HT2）	肘横纹上 3 寸，肱二头肌的内侧沟中	目黄、头痛、胁痛、肩臂痛	直刺 0.5～1 寸

续表

穴位	定位	主治	刺灸法
*少海 （HT3）	横平肘横纹，肱骨内上髁前缘	心痛、臂麻酸痛、肘臂伸屈不利、瘰疬、腋胁痛	直刺 0.5～1 寸
灵道 （HT4）	腕掌侧远端横纹上 1.5 寸，尺侧腕屈肌腱的桡侧缘	心痛、心悸怔忡、暴喑、肘臂挛痛	直刺 0.3～0.5寸，不宜深刺，以免伤及血管和神经
*通里 （HT5）	腕掌侧远端横纹上 1 寸，尺侧腕屈肌腱的桡侧缘	暴喑、舌强不语、心悸怔忡、腕臂痛	直刺 0.3～0.5寸，不宜深刺，以免伤及血管和神经
*阴郄 （HT6）	腕掌侧远端横纹上 0.5 寸，尺侧腕屈肌腱的桡侧缘	心痛、惊恐、心悸、吐血、衄血、失语、骨蒸盗汗	避开尺动、静脉，直刺 0.3～0.5寸，不宜深刺，以免伤及血管和神经
*神门 （HT7）	腕掌侧远端横纹尺侧端，尺侧腕屈肌腱的桡侧缘	心痛、心烦、健忘失眠、惊悸怔忡、痴呆、癫狂痫证、掌中热、头痛、眩晕、失音	直刺 0.3～0.5 寸
少府 （HT8）	横平第 5 掌指关节近端，第 4、5掌骨之间	心悸、胸痛、手小指拘急、掌中热、善惊	直刺 0.3～0.5 寸
少冲 （HT9）	小指末节桡侧，指甲根角侧上方旁开 0.1 寸	心悸、心痛、癫狂、热病、中风昏迷	浅刺 0.1 寸，或点刺出血

（四）手少阴心经穴位主治概要

1. 极泉、青灵可治心胸病、局部病。

2. 肘以下部位可治心胸病、神志病、局部病、泻心经火热，治疗心经支脉所过的头面五官病。

六、手太阳小肠经腧穴

（一）手太阳小肠经穴位歌诀

手太阳穴一十九，少泽前谷后溪数，

腕骨阳谷养老强，支正小海外辅肘，

肩贞臑俞结天宗，臑外秉风曲垣首，

肩外俞连肩中俞，天窗巧与天容偶，

锐骨之尖上颧髎，听宫耳前珠上走。

（二）手太阳小肠经穴位总览（图3-2-6）

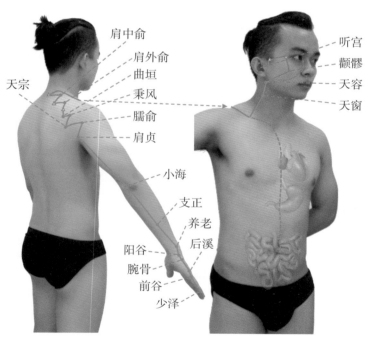

肩中俞
肩外俞
曲垣
秉风
天宗
臑俞
肩贞
小海
支正
养老
阳谷
后溪
腕骨
前谷
少泽

听宫
颧髎
天容
天窗

图 3-2-6　手太阳小肠经穴位图

（三）手太阳小肠经穴位分述（表3-2-6）

表3-2-6 手太阳小肠经穴位定位、主治与刺灸法

穴位	定位	主治	刺灸法
*少泽 （SI1）	小指末节尺侧，指甲根角侧上方0.1寸	头痛、目翳、咽喉肿痛、乳痈、乳汁少、昏迷、热病、耳鸣、耳聋	浅刺0.1寸，或点刺出血
前谷 （SI2）	第5掌指关节尺侧远端赤白肉际凹陷中	热病汗不出、疟疾、癫狂、痫证、耳鸣、头痛、目痛、咽喉肿痛、乳少	直刺0.3～0.5寸
*后溪 （SI3）	第5掌指关节尺侧近端赤白肉际凹陷中	头项强痛、耳聋、热病、疟疾、癫狂、痫证、目眩、目赤、咽喉肿痛	直刺0.5～1寸，或向合谷方向透刺
*腕骨 （SI4）	第5掌骨底与三角骨之间的赤白肉际凹陷中	头痛、项强、耳鸣耳聋、目翳、指挛臂痛、热病汗不出、疟疾、胁痛	直刺0.3～0.5寸
阳谷 （SI5）	尺骨茎突与三角骨之间的凹陷中	头痛、目眩、耳鸣、耳聋、热病、癫狂、痫证、腕痛	直刺或斜刺0.3～0.5寸
养老 （SI6）	腕背横纹上1寸，尺骨头桡侧凹陷中	目视不明、肩臂疼痛	以掌心向胸姿势，直刺或斜刺0.5～0.8寸
*支正 （SI7）	腕背侧远端横纹上5寸，尺骨尺侧与尺侧腕屈肌腱之间	项强、肘挛、手指痛、头痛、热病、目眩	直刺0.5～0.8寸
*小海 （SI8）	尺骨鹰嘴与肱骨内上髁之间凹陷中	肘臂疼痛、癫痫、头痛	直刺0.3～0.5寸

穴位	定位	主治	刺灸法
肩贞 （SI9）	肩关节后下方，腋后纹头上1寸	肩胛痛、手臂麻木、上肢不举	直刺或向外斜刺1～1.5寸，或向前腋缝方向透刺，不宜向胸部深刺
臑俞 （SI10）	腋后纹头直上，肩胛冈下缘凹陷中	肩臂疼痛	直刺或向外斜刺0.5～1.5寸，不宜向胸侧深刺
*天宗 （SI11）	肩胛冈中点与肩胛骨下角连线上1/3与下2/3交点凹陷中	肩胛疼痛、肘臂后外侧疼痛	直刺或向四周斜刺0.5～1寸
秉风 （SI12）	肩胛冈中点上方冈上窝中	肩臂疼痛、上肢酸麻	直刺或斜刺0.5～1寸
曲垣 （SI13）	肩胛冈内侧端上缘凹陷中	肩胛部疼痛、拘挛	直刺或斜刺0.5～1寸，不宜向胸侧深刺
*肩外俞 （SI14）	第1胸椎棘突下，后正中线旁开3寸	肩背酸痛、颈项强急	斜刺0.5～0.8寸，不宜向胸部深刺
肩中俞 （SI15）	第7颈椎棘突下，后正中线旁开2寸	肩背疼痛、咳嗽、哮喘	直刺向外斜刺0.5～0.8寸，不宜深刺
天窗 （SI16）	横平喉结，胸锁乳突肌的后缘	耳鸣、耳聋、咽喉肿痛、颈项强痛、暴暗	直刺或向下斜刺0.5～1寸
天容 （SI17）	下颌角后方，胸锁乳突肌的前缘凹陷中	耳鸣、耳聋、咽喉肿痛、颈项强痛	直刺0.5～1寸，不宜深刺
*颧髎 （SI18）	颧骨下缘，目外眦直下凹陷处	口眼㖞斜、眼睑𥆟动、齿痛、唇肿	直刺0.3～0.5寸，斜刺或平刺0.5～1寸
*听宫 （SI19）	耳屏正中与下颌骨髁状突之间的凹陷中	耳鸣、耳聋、聤耳、齿痛、癫狂、痫证	微张口，直刺1～1.5寸

（四）手太阳小肠经穴位主治概要

1.腕以下穴位：小肠经所过的头面五官病、热病、部分神志病、项强、局部病变（少泽通乳）。

2.腕至肘的穴位：热病、头目疾患、面颊病、上肢病、癫狂、痫证、局部病变。

3.肩周围及颈项、头面穴位：局部病变。

七、足太阳膀胱经腧穴

（一）足太阳膀胱经穴位歌诀

足太阳穴六十七，睛明内眦陷中取，

攒竹眉冲与曲差，五处等半上承光，

通天络却玉枕后，天柱后际大筋旁，

第一大杼二风门，三椎肺俞四厥阴，

心五督六膈俞七，九肝十胆仔细寻，

十一脾俞十二胃，十三三焦十四肾，

十五气海肠十六，七八关元小肠分，

十九膀胱廿中膂，廿一椎旁白环生，

上髎次髎中复下，八髎骶后八孔当，

会阳尾骨端外取，附分挟脊第二行，

魄户膏肓及神堂，譩譆膈关魂门当，

阳纲意舍与胃仓，肓门志室续胞肓，

二十一椎秩边场，承扶臀横纹中央，

殷门浮郄到委阳，委中合阳承筋乡，

承山飞扬踝跗阳，昆仑仆参申脉忙，

金门京骨束骨接，通谷至阴小趾旁。

（二）足太阳膀胱经穴位总览（图 3-2-7）

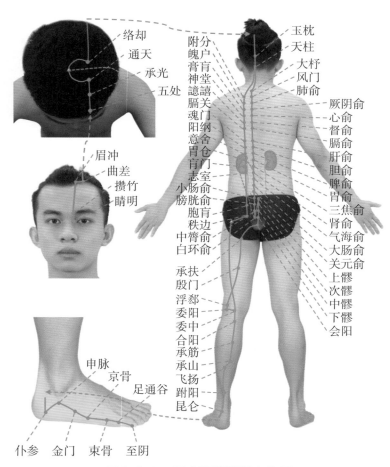

络却
通天
承光
五处

附分
魄户
膏肓
神堂
譩譆
膈关
魂门
阳纲
意舍
胃仓
肓门
志室

玉枕
天柱
大杼
风门
肺俞

厥阴俞
心俞
督俞
膈俞
肝俞
胆俞
脾俞
胃俞
三焦俞
肾俞
气海俞
大肠俞
关元俞
上髎
次髎
中髎
下髎
会阳

眉冲
曲差
攒竹
睛明

小肠俞
膀胱俞
胞肓
秩边
中膂俞
白环俞

承扶
殷门

浮郄
委阳
委中
合阳
承筋
承山
飞扬
跗阳
昆仑

申脉
京骨
足通谷

仆参　金门　束骨　至阴

图 3-2-7　足太阳膀胱经穴位图

（三）足太阳膀胱经穴位分述（表3-2-7）

表3-2-7　足太阳膀胱经穴位定位、主治与刺灸法

穴位	定位	主治	刺灸法
*睛明（BL1）	目内眦上方眶内侧壁凹陷处（闭目，在目内眦内上方0.1寸的凹陷中）	目赤肿痛、迎风流泪、胬肉攀睛、视物不明、近视、夜盲、目翳	嘱闭目，医者左手轻推眼球向外侧固定，右手缓慢进针，紧靠眶缘直刺0.3～0.5寸；不宜灸。针刺本穴容易引起内出血，出针后需用消毒干棉球按压片刻。不捻转，不提插（或只轻微地捻转和提插）
*攒竹（BL2）	眉头凹陷中，额切迹处	前额痛、眉棱骨痛、目眩、目视不明、目赤肿痛、近视、眼睑眴动、口眼㖞斜	平刺0.5～0.8寸；不宜灸
眉冲（BL3）	额切迹直上入发际0.5寸	头痛、眩晕、目视不明、鼻塞	平刺0.3～0.5寸
曲差（BL4）	前发际正中直上0.5寸，旁开1.5寸	头痛、眩晕、目视不明、目痛、鼻塞	平刺0.5～0.8寸
五处（BL5）	前发际正中直上1寸，旁开1.5寸	头痛、目眩、目视不明	平刺0.3～0.8寸
*承光（BL6）	前发际正中直上2.5寸，旁开1.5寸	头痛、目眩、鼻塞多涕	平刺0.3～0.5寸
通天（BL7）	前发际正中直上4寸，旁开1.5寸	头痛、头重、眩晕、鼻塞、鼻渊	平刺0.3～0.5寸
络却（BL8）	前发际正中直上5.5寸，旁开1.5寸	眩晕、耳鸣、鼻塞、癫狂	平刺0.3～0.5寸

续表 1

穴位	定位	主治	刺灸法
玉枕 （BL9）	横平枕外隆凸上缘，后发际正中旁开 1.3 寸	头痛、目痛、鼻塞、目痛	平刺 0.3～0.5 寸
*天柱 （BL10）	横平第 2 颈椎棘突上际，斜方肌外缘凹陷中（后发际正中直上 0.5 寸，斜方肌外缘凹陷中）	头痛、项强、眩晕、目赤肿痛、肩背痛、鼻塞	直刺或斜刺 0.5～0.8 寸，不可向内上方深刺
大杼 （BL11）	第 1 胸椎棘突下，后正中线旁开 1.5 寸	咳嗽、发热、头痛、肩背痛、颈项拘急	斜刺 0.5～0.8 寸，不宜直刺深刺，以免伤及内部重要脏器
*风门 （BL12）	第 2 胸椎棘突下，后正中线旁开 1.5 寸	伤风咳嗽、发热头痛、项强、胸背痛、鼻塞多涕	斜刺 0.5～0.8 寸，不宜直刺深刺，以免伤及内部重要脏器
*肺俞 （BL13）	第 3 胸椎棘突下，后正中线旁开 1.5 寸	咳嗽、气喘、胸满、背痛、潮热、盗汗、骨蒸、咳血、鼻塞	斜刺 0.5～0.8 寸，不宜直刺深刺，以免伤及内部重要脏器
厥阴俞 （BL14）	第 4 胸椎棘突下，后正中线旁开 1.5 寸	心痛、心悸、胸闷、咳嗽、呕吐	斜刺 0.5～0.8 寸，不宜直刺深刺，以免伤及内部重要脏器
*心俞 （BL15）	第 5 胸椎棘突下，后正中线旁开 1.5 寸	癫狂、痫证、惊悸、失眠、健忘、心烦、咳嗽、吐血、梦遗、心痛、胸背痛	斜刺 0.5～0.8 寸，不宜直刺深刺，以免伤及内部重要脏器
督俞 （BL16）	第 6 胸椎棘突下，后正中线旁开 1.5 寸	心痛、腹痛、腹胀、肠鸣、呃逆	斜刺 0.5～0.8 寸，不宜直刺深刺，以免伤及内部重要脏器

穴位	定位	主治	刺灸法
*膈俞（BL17）	第7胸椎棘突下，后正中线旁开1.5寸	胃脘痛、呕吐、呃逆、咳嗽、吐血	斜刺0.5～0.8寸，不宜直刺深刺，以免伤及内部重要脏器
*肝俞（BL18）	第9胸椎棘突下，后正中线旁开1.5寸	黄疸、胁痛、吐血、目赤、目视不明、眩晕、夜盲、癫狂、痫证、背痛	斜刺0.5～0.8寸，不宜直刺深刺，以免伤及内部重要脏器
*胆俞（BL19）	第10胸椎棘突下，后正中线旁开1.5寸	黄疸、胁痛、呕吐、口苦	斜刺0.5～0.8寸，不宜直刺深刺，以免伤及内部重要脏器
*脾俞（BL20）	第11胸椎棘突下，后正中线旁开1.5寸	腹胀、泄泻、呕吐、胃痛、消化不良、水肿、背痛、黄疸	直刺0.5～0.8寸
*胃俞（BL21）	第12胸椎棘突下，后正中线旁开1.5寸	胃脘痛、腹胀、呕吐、完谷不化、肠鸣	直刺0.5～0.8寸
*三焦俞（BL22）	第1腰椎棘突下，后正中线旁开1.5寸	胃脘痛、腹胀、呕吐、完谷不化、肠鸣	直刺0.5～1寸
*肾俞（BL23）	第2腰椎棘突下，后正中线旁开1.5寸	遗精、阳痿、早泄、不孕不育、遗尿、月经不调、赤白带下、腰痛、头昏、耳鸣、耳聋、小便不利、水肿、咳喘少气	直刺0.5～1寸
气海俞（BL24）	第3腰椎棘突下，后正中线旁开1.5寸	腰痛、痛经、痔疾	直刺0.5～1寸

穴位	定位	主治	刺灸法
*大肠俞 （BL25）	第 4 腰椎棘突下，后正中线旁开 1.5 寸	腰痛、腹痛、腹胀、泄泻、便秘、痢疾	直刺 0.8～1.2 寸
关元俞 （BL26）	第 5 腰椎棘突下，后正中线旁开 1.5 寸	腹胀、泄泻、小便不利、遗尿、消渴、腰痛	直刺 0.8～1.2 寸
*小肠俞 （BL27）	横平第 1 骶后孔，后正中线旁开 1.5 寸	遗精、遗尿、赤白带下、小腹胀痛、泄泻、痢疾、腰骶痛	直刺 0.8～1.2 寸
*膀胱俞 （BL28）	横平第 2 骶后孔，后正中线旁开 1.5 寸	遗尿、遗精、小便不利、泄泻、腰骶部疼痛	直刺 0.8～1.2 寸
中膂俞 （BL29）	横平第 3 骶后孔，后正中线旁开 1.5 寸	腰骶痛、消渴、痢疾	直刺 1～1.5 寸
白环俞 （BL30）	横平第 4 骶后孔，后正中线旁开 1.5 寸	腰骶痛、赤白带下、遗精、月经不调	直刺 1～1.5 寸
上髎 （BL31）	正对第 1 骶后孔中	腰痛、月经不调、带下、遗精、阳痿	直刺 1～1.5 寸
*次髎 （BL32）	正对第 2 骶后孔中	腰痛、月经不调、痛经、小便不利、遗精、遗尿、下肢痿痹	直刺 1～1.5 寸
中髎 （BL33）	正对第 3 骶后孔中	腰痛、月经不调、小便不利、赤白带下、便秘	直刺 1～1.5 寸
下髎 （BL34）	正对第 4 骶后孔中	腰痛、小便不利、肠鸣、便秘、小腹痛	直刺 1～1.5 寸

穴位	定位	主治	刺灸法
会阳 （BL35）	尾骨端旁开0.5寸	阳痿、遗精、带下、痢疾、泄泻、痔疾	直刺 1～1.2 寸
*承扶 （BL36）	臀沟的中点	腰骶臀股部疼痛、痔疾	直刺 1～2 寸
殷门 （BL37）	臀沟下 6 寸，股二头肌与半腱肌之间	腰腿痛、下肢痿痹	直刺 1～2 寸
浮郄 （BL38）	腘横纹上 1 寸，股二头肌腱的内侧缘	膝腘部疼痛、麻木、挛急	直刺 1～1.5 寸
委阳 （BL39）	腘横纹上股二头肌腱的内侧缘	腹满、小便不利、腰脊强痛、下肢挛痛	直刺 1～1.5 寸
*委中 （BL40）	腘横纹中点	腰痛、下肢痿痹、中风昏迷、半身不遂、腹痛、小便不利、遗尿	直刺 1～1.5 寸，或用三棱针点刺腘静脉出血
附分 （BL41）	第 2 胸椎棘突下，后正中线旁开 3 寸	肩背拘急、颈项强痛、肘臂麻木	斜刺 0.5～0.8 寸，不宜直刺深刺
魄户 （BL42）	第 3 胸椎棘突下，后正中线旁开 3 寸	咳嗽、气喘、肩背痛	斜刺 0.5～0.8 寸，不宜直刺深刺
*膏肓 （BL43）	第 4 胸椎棘突下，后正中线旁开 3 寸	咳嗽、气喘、吐血、盗汗、肺结核、遗精、肩胛背痛	斜刺 0.5～0.8 寸，不宜直刺深刺
神堂 （BL44）	第 5 胸椎棘突下，后正中线旁开 3 寸	咳嗽、气喘、胸闷、背痛	斜刺 0.5～0.8 寸，不宜直刺深刺

穴位	定位	主治	刺灸法
譩譆 （BL45）	第6胸椎棘突下，后正中线旁开3寸	咳嗽、气喘、肩背痛、疟疾、热病	斜刺0.5~0.8寸，不宜直刺深刺
膈关 （BL46）	第7胸椎棘突下，后正中线旁开3寸	呕吐、嗳气、胸闷、脊背强痛	斜刺0.5~0.8寸，不宜直刺深刺
魂门 （BL47）	第9胸椎棘突下，后正中线旁开3寸	胸胁痛、呕吐、背痛	斜刺0.5~0.8寸，不宜直刺深刺
阳纲 （BL48）	第10胸椎棘突下，后正中线旁开3寸	肠鸣、泄泻、黄疸、腹痛	斜刺0.5~0.8寸，不宜直刺深刺
意舍 （BL49）	第11胸椎棘突下，后正中线旁开3寸	腹胀、肠鸣、呕吐、食不下	斜刺0.5~0.8寸
胃仓 （BL50）	第12胸椎棘突下，后正中线旁开3寸	胃脘痛、腹胀、消化不良、水肿、背痛	斜刺0.5~0.8寸
肓门 （BL51）	第1腰椎棘突下，后正中线旁开3寸	腹痛、便秘、痞块、乳疾	斜刺0.5~0.8寸
*志室 （BL52）	第2腰椎棘突下，后正中线旁开3寸	遗精、阳痿、阴痛、小便不利、水肿、腰脊强痛	直刺0.5~0.8寸
胞肓 （BL53）	横平第2骶后孔，后正中线旁开3寸	肠鸣、腹胀、腰痛、小便不利、阴肿	直刺1~1.5寸
*秩边 （BL54）	横平第4骶后孔，后正中线旁开3寸	腰腿痛、下肢痿痹、阴痛、痔疾	直刺1.5~2寸

穴位	定位	主治	刺灸法
合阳 （BL55）	腘横纹下 2 寸，腓肠肌内、外侧头之间	腰脊强痛、下肢痿痹、疝气、崩漏	直刺 1～2 寸
承筋 （BL56）	腘横纹下 5 寸，腓肠肌两肌腹之间	小腿痛、霍乱转筋、痔疾、腰背拘急	直刺 1～1.5 寸
*承山 （BL57）	腓肠肌两肌腹与肌腱交角处。当伸直小腿或足跟上提时，腓肠肌肌腹下出现尖角凹陷中	腰背痛、小腿转筋、痔疾、便秘、腹痛	直刺 1～2 寸
飞扬 （BL58）	昆仑直上 7 寸，腓肠肌外下缘与跟腱移行处	头痛、目眩、鼻塞、腰腿痛、腿软无力、痔疾	直刺 1～1.5 寸
跗阳 （BL59）	昆仑直上 3 寸，腓骨与跟腱之间	头重、头痛、腰腿痛、下肢痿痹、外踝红肿	直刺 0.8～1.2 寸
*昆仑 （BL60）	外踝尖与跟腱之间的凹陷中	头痛、项强、目眩、鼻衄、肩背拘急、腰痛、脚跟痛、小儿痫证、难产	直刺 0.5～0.8 寸，孕妇禁用
仆参 （BL61）	昆仑直下，跟骨外侧，赤白肉际处	下肢痿痹、足跟痛、霍乱转筋、癫痫、脚气、膝肿	直刺 0.3～0.5 寸
*申脉 （BL62）	外踝尖直下，外踝下缘与跟骨之间凹陷中	痫证、癫狂、头痛、失眠、眩晕、腰痛	直刺 0.3～0.5 寸

穴位	定位	主治	刺灸法
金门 （BL63）	外踝前缘直下，骰骨下缘凹陷中	头痛、小儿惊风、腰痛、下肢痹痛	直刺 0.3～0.5 寸
京骨 （BL64）	第 5 跖骨粗隆前下方，赤白肉际处	头痛、项强、腰腿痛、癫痫	直刺 0.3～0.5 寸
束骨 （BL65）	第 5 跖趾关节的近端，赤白肉际处	头痛、项强、目眩、癫狂、腰背痛、下肢后侧痛	直刺 0.3～0.5 寸
足通谷 （BL66）	第 5 跖趾关节的远端，赤白肉际处	头痛、项强、目眩、鼻衄、癫狂	直刺 0.2～0.3 寸
*至阴 （BL67）	小趾末节外侧，趾甲根角侧后方 0.1 寸	头痛、鼻塞、鼻衄、目痛、胞衣不下、胎位不正、难产	浅刺 0.1 寸。胎位不正用灸法

（四）足太阳膀胱经穴位主治概要

1.头面部穴位：局部就近组织病变为主，神志病变。

2.脊背部穴位：相应脏腑病，局部病变，脊背病；俞穴：本脏腑及所开之窍的病变。

3.腰骶穴位：相应脏腑病变、腰腿痛。

4.大腿穴位：下肢病、二便病、腰脊痛。

5.小腿穴：腰脊、下肢病变，大便病，抽搐。

6.足部穴位：神志病，经脉循行部位病（头、目、鼻病），疟疾，部分妇产科病。

八、足少阴肾经腧穴

（一）足少阴肾经穴位歌诀

足少阴穴二十七，涌泉然谷太溪溢，
大钟水泉照海明，复溜交信筑宾接，
阴谷胫骨内踝后，以上从足走上膝，
横骨大赫连气穴，四满中注肓俞列，
商曲石关阴都连，通谷幽门半寸辟，
步廊神封及灵墟，神藏或中俞府毕。

（二）足少阴肾经穴位总览（图3-2-8）

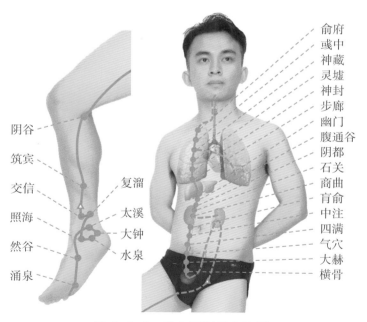

图 3-2-8　足少阴肾经穴位图

（三）足少阴肾经穴位详述（表 3-2-8）

表 3-2-8　足少阴肾经穴位定位、主治与刺灸法

穴位	定位	主治	刺灸法
*涌泉 （KI1）	屈足卷趾时足心最凹陷中	头痛、头晕、小便不利、便秘、小儿惊风、足心热、癫证、昏厥	直刺 0.5～1 寸
*然谷 （KI2）	足舟骨粗隆下方，赤白肉际处	月经不调、赤白带下、遗精、小便不利、泄泻、胸胁胀痛、咳血、小儿脐风、口噤不开、黄疸、下肢痿痹、足跗痛	直刺 0.5～1 寸
*太溪 （KI3）	内踝尖与跟腱之间的凹陷中	头痛目眩、咽喉肿痛、齿痛、耳聋、气喘、胸痛、咯血、消渴、月经不调、失眠、健忘、遗精、阳痿、小便频数、腰脊痛、下肢厥冷、内踝肿痛	直刺 0.5～1 寸
大钟 （KI4）	内踝后下方，跟骨上缘，跟腱附着部的前缘凹陷中	咳血、腰脊强痛、痴呆、嗜卧、月经不调、足跟痛	直刺 0.3～0.5 寸
水泉 （KI5）	太溪直下 1 寸，跟骨结节内侧凹陷中	月经不调、痛经、小便不利、腹痛、目视不明	直刺 0.3～0.5 寸
照海 （KI6）	内踝尖下 1 寸，内踝下缘边际凹陷中	痫证、失眠、小便不利、小便频数、咽干咽痛、目赤肿痛、月经不调、痛经、赤白带下	直刺 0.5～0.8 寸

穴位	定位	主治	刺灸法
复溜 （KI7）	内踝尖上 2 寸，跟腱的前缘	泄泻、肠鸣、水肿、腹胀、腿肿、足痿、盗汗、身热无汗、腰脊强痛	直刺 0.5～1 寸
交信 （KI8）	内踝尖上 2 寸，胫骨内侧缘后际凹陷中	月经不调、泄泻、便秘、疝气	直刺 0.5～1 寸
筑宾 （KI9）	太溪上 5 寸，比目鱼肌与跟腱之间	癫狂、痫证、呕吐、疝气、小腿内侧痛	直刺 1～1.5 寸
阴谷 （KI10）	在腘窝内侧，屈膝时，当半腱肌肌腱与半膜肌肌腱之间	阳痿、月经不调、崩漏、小便不利、阴中痛、癫狂、膝股内侧痛	直刺 1～1.5 寸
横骨 （KI11）	脐中下 5 寸，前正中线旁开 0.5 寸	少腹胀痛、遗精、阳痿、遗尿、小便不利、疝气	直刺 1～1.5 寸
大赫 （KI12）	脐中下 4 寸，前正中线旁开 0.5 寸	子宫脱垂、遗精、带下、月经不调、痛经	直刺 1～1.5 寸
气穴 （KI13）	脐中下 3 寸，前正中线旁开 0.5 寸	月经不调、带下、小便不利、泄泻	直刺 1～1.5 寸
四满 （KI14）	脐中下 2 寸，前正中线旁开 0.5 寸	月经不调、带下、遗尿、遗精、疝气、便秘、腹痛、水肿	直刺 1～1.5 寸
中注 （KI15）	脐中下 1 寸，前正中线旁开 0.5 寸	腹痛、便秘、泄泻	直刺 1～1.5 寸
肓俞 （KI16）	脐中旁开 0.5 寸	腹痛、便秘、泄泻	直刺 1～1.5 寸

续表 2

穴位	定位	主治	刺灸法
商曲 （KI17）	脐中上 2 寸，前正中线旁开 0.5 寸	腹痛、泄泻、便秘	直刺 1～1.5 寸
石关 （KI18）	脐中上 3 寸，前正中线旁开 0.5 寸	嗳气、腹痛、便秘	直刺 1～1.5 寸
阴都 （KI19）	脐中上 4 寸，前正中线旁开 0.5 寸	腹痛、泄泻、肠鸣、便秘	直刺 1～1.5 寸
腹通谷 （KI20）	脐中上 5 寸，前正中线旁开 0.5 寸	腹胀、腹痛、呕吐	直刺 0.5～0.8 寸
幽门 （KI21）	脐中上 6 寸，前正中线旁开 0.5 寸	腹胀、腹痛、呕吐、泄泻、呃逆	直刺 0.5～0.8 寸。不可深刺，以免伤及内脏
步廊 （KI22）	第 5 肋间隙，前正中线旁开 2 寸	胸痛、咳嗽、气喘、呕吐	斜刺或平刺 0.5～0.8 寸。不可深刺，以免伤及内脏
神封 （KI23）	第 4 肋间隙，前正中线旁开 2 寸	咳嗽、气喘、胸胁支满、呕吐、食欲不振、乳痈	斜刺或平刺 0.5～0.8 寸。不可深刺，以免伤及内脏
灵墟 （KI24）	第 3 肋间隙，前正中线旁开 2 寸	咳嗽、气喘、痰多、胸胁胀痛、呕吐、乳痈	斜刺或平刺 0.5～0.8 寸。不可深刺，以免伤及内脏
神藏 （KI25）	第 2 肋间隙，前正中线旁开 2 寸	咳嗽、气喘、胸痛、烦满、呕吐、不嗜食	斜刺或平刺 0.5～0.8 寸。不可深刺，以免伤及内脏
彧中 （KI26）	第 1 肋间隙，前正中线旁开 2 寸	咳嗽、气喘、胸胁胀满	斜刺或平刺 0.5～0.8 寸。不可深刺，以免伤及内脏
俞府 （KI27）	锁骨下缘，前正中线旁开 2 寸	咳嗽、气喘、胸痛、呕吐	斜刺或平刺 0.5～0.8 寸。不可深刺，以免伤及内脏

（四）足少阴肾经穴位主治概要

1. 足部穴位：①经脉所过之咽、舌、目、二阴及耳病变；②经脉所过脏腑之肾、膀胱、肝、肺、心病变。

2.小腿部穴位：①二便病；②水液病；③部分生殖系病；④部分神志病；⑤局部病。

3.胸腹部穴位：局部病。

九、手厥阴心包经腧穴

（一）手厥阴心包经穴位歌诀

九穴心包手厥阴，天池天泉曲泽深，

郄门间使内关对，大陵劳宫中冲寻。

（二）手厥阴心包经穴位总览（图3-2-9）

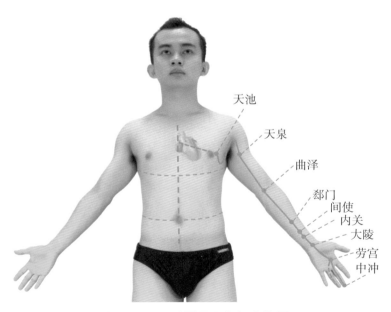

图3-2-9　手厥阴心包经穴位图

（三）手厥阴心包经穴位概述（表 3-2-9）

表 3-2-9　手厥阴心包经穴位定位、主治与刺灸法

穴位	定位	主治	刺灸法
天池（PC1）	第 4 肋间隙，前正中线旁开 5 寸	咳嗽、气喘、胸闷、心烦、胁肋疼痛	斜刺或平刺 0.3～0.5 寸，不可深刺，以免伤及肺脏
天泉（PC2）	腋前横纹头下 2 寸，肱二头肌的长、短头之间	心痛、咳嗽、胸胁胀痛、臂痛	直刺 1～1.5 寸
*曲泽（PC3）	肘横纹上，肱二头肌腱的尺侧缘凹陷中	心痛、心悸、胃痛、呕吐、泄泻、热病、肘臂挛痛	直刺 1～1.5 寸；或点刺出血
郄门（PC4）	腕掌侧远端横纹上 5 寸，掌长肌腱与桡侧腕屈肌腱之间	心痛、心悸、呕血、咳血	直刺 0.5～1 寸
*间使（PC5）	腕掌侧远端横纹上 3 寸，掌长肌腱与桡侧腕屈肌腱之间	心痛、心悸、胃痛、呕血、热病、疟疾、癫狂痫、臂痛	直刺 0.5～1 寸
*内关（PC6）	腕掌侧远端横纹上 2 寸，掌长肌腱与桡侧腕屈肌腱之间	心痛、心悸、胸闷、胸痛、胃痛、呕吐、呃逆、癫痫、上肢痹痛、偏瘫、失眠、眩晕、偏头痛、肘臂挛痛	直刺 0.5～1 寸
*大陵（PC7）	腕掌侧远端横纹中，掌长肌腱与桡侧腕屈肌腱之间	心痛、心悸、胃痛、呕吐、癫狂、疮疡、胸胁痛、桡腕关节疼痛	直刺 0.3～0.5 寸

穴位	定位	主治	刺灸法
*劳宫 （PC8）	横平第3掌指关节近端，当第2、3掌骨之间偏于第3掌骨。握拳屈指时，中指尖下是穴	心痛、呕吐、癫狂痫、口疮、口臭、热病、呕吐、吐血	直刺0.3～0.5寸
*中冲 （PC9）	中指末端最高点	心痛、昏迷、舌强肿痛、热病、小儿夜啼、中暑、昏厥	浅刺0.1寸，或点刺出血

（四）手厥阴心包经穴位主治概要

1. 肘以上穴位：心、胸、肺疾病，局部病变为主。

2. 肘以下穴位：心、胸、肺病，神志病，热病，胃痛。部分穴位可止血，可治疗头面、喉、耳、目、舌之病及局部病变。

十、手少阳三焦经腧穴

（一）手少阳三焦经穴位歌诀

> 二十三穴手少阳，关冲液门中渚旁，
>
> 阳池外关支沟正，会宗三阳四渎长，
>
> 天井清泠渊消泺，臑会肩髎天髎堂，
>
> 天牖翳风瘈脉青，颅息角孙耳门乡，
>
> 和髎前接丝竹空，三焦经穴此推详。

（二）手少阳三焦经穴位总览（图 3-2-10）

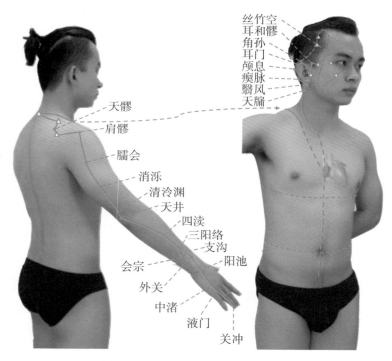

丝竹空
耳和髎
角孙
耳门
颅息
瘛脉
翳风
天牖

天髎
肩髎
臑会
消泺
清泠渊
天井
四渎
三阳络
支沟
阳池
会宗
外关
中渚
液门
关冲

图 3-2-10　手少阳三焦经穴位图

（三）手少阳三焦经穴位详述（表 3-2-10）

表 3-2-10　手少阳三焦经穴位定位、主治与刺灸法

穴位	定位	主治	刺灸法
*关冲（TE1）	第 4 指末节尺侧，指甲根角侧上方 0.1 寸（指寸）	头痛、目赤、耳聋、喉痹、热病、昏厥	浅刺 0.1 寸，或点刺出血

106

穴位	定位	主治	刺灸法
液门 （TE2）	第4、5指间，指蹼缘上方赤白肉际凹陷中	头痛、目赤、耳聋、耳鸣、喉痹、疟疾、手臂痛	直刺0.3～0.5寸
*中渚 （TE3）	第4、5掌骨间，第4掌指关节近端凹陷中	头痛、目赤、耳聋、耳鸣、喉痹、热病、手指屈伸不利	直刺0.3～0.5寸
*阳池 （TE4）	腕背侧远端横纹上，指伸肌腱的尺侧缘凹陷中	疟疾、消渴、腕痛	直刺0.3～0.5寸
*外关 （TE5）	腕背侧远端横纹上2寸，尺骨与桡骨间隙中点	热病、头痛、颊痛、目赤肿痛、耳鸣、耳聋、瘰疬、胁肋痛、上肢痹痛	直刺0.5～1寸
*支沟 （TE6）	腕背侧远端横纹上3寸，尺骨与桡骨间隙中点	耳鸣、耳聋、暴暗、瘰疬、胁肋痛、便秘、热病	直刺0.5～1寸
会宗 （TE7）	腕背侧远端横纹上3寸，尺骨的桡侧缘	耳聋、癫痫、上肢痹痛	直刺0.5～1寸
三阳络 （TE8）	腕背侧远端横纹上4寸，尺骨与桡骨间隙中点	耳聋、暴暗、齿痛、上肢痹痛	直刺0.5～1寸
四渎 （TE9）	肘尖下5寸，尺骨与桡骨间隙中点	耳聋、齿痛、手臂痛	直刺0.5～1寸
*天井 （TE10）	肘尖上1寸凹陷中	偏头痛、耳聋、瘰疬、胸胁痛、癫痫	直刺0.5～1寸
清泠渊 （TE11）	肘尖与肩峰角连线上，肘尖上2寸	头痛、目黄、上肢痹痛	直刺0.5～1寸
消泺 （TE12）	肘尖与肩峰角连线上，肘尖上5寸	头痛、齿痛、项强、肩背痛	直刺0.8～1.2寸

穴位	定位	主治	刺灸法
臑会（TE13）	肘尖与肩髎的连线上，肩髎下3寸，三角肌的后下缘	瘿气、瘰疬、上肢痹痛	直刺1~1.5寸
*肩髎（TE14）	肩髃后方，当臂外展时，于肩峰后下方呈现凹陷处	臂痛、肩痛不举	向肩关节直刺1~1.5寸
天髎（TE15）	肩胛骨上角骨际凹陷中	肩臂痛、颈项强直	直刺0.5~0.8寸
天牖（TE16）	横平下颌角，胸锁乳突肌的后缘凹陷中	头痛、头晕、目痛、耳聋、瘰疬、项强	直刺0.5~1寸
*翳风（TE17）	乳突下端前方凹陷中	耳鸣、耳聋、口眼㖞斜、牙关紧闭、齿痛、颊肿、瘰疬	直刺0.5~1寸
瘈脉（TE18）	角孙与翳风沿耳轮弧形连线的上2/3与下1/3的交点处	头痛、耳鸣、耳聋、小儿惊风	平刺0.3~0.5寸，或点刺出血
颅息（TE19）	角孙与翳风沿耳轮弧形连线的上1/3与下2/3的交点处	头痛、耳鸣、耳聋、小儿惊风	平刺0.3~0.5寸
角孙（TE20）	耳尖正对发际处	颊肿、目翳、齿痛、项强	平刺0.3~0.5寸
*耳门（TE21）	耳屏上切迹与下颌骨髁状突之间的凹陷中	耳鸣、耳聋、聤耳、齿痛	微张口，直刺0.5~1寸
耳和髎（TE22）	鬓发后缘，耳郭根的前方，颞浅动脉的后缘	头痛、耳鸣、牙关紧闭	避开动脉，斜刺或平刺0.3~0.5寸

穴位	定位	主治	刺灸法
* 丝竹空 （TE23）	眉梢凹陷中	头痛、目赤肿痛、眼睑瞤动、齿痛、癫狂、痫证	平刺 0.5～1 寸，禁灸

（四）手少阳三焦经穴位主治概要

1. 腕以下穴位：经脉所过头面五官病，热病，局部病。

2. 腕至肘穴位：头面五官病，热病，局部病。外关、支沟、天井可治项强及部分心、胸、肺病。

3. 肘以上穴位：局部病。耳后穴位可治抽搐。

十一、足少阳胆经腧穴

（一）足少阳胆经穴位歌诀

足少阳经瞳子髎，四十四穴行迢迢，

听会上关颔厌集，悬颅悬厘曲鬓翘，

率谷天冲浮白次，窍阴完骨本神邀，

阳白临泣目窗辟，正营承灵脑空摇，

风池肩井渊腋部，辄筋日月京门标，

带脉五枢维道续，居髎环跳风市招，

中渎阳关阳陵泉，阳交外丘光明宵，

阳辅悬钟丘墟外，足临泣下跖骨间，

地五会连侠溪穴，足窍阴在四趾梢。

（二）足少阳胆经穴位总览（图 3-2-11）

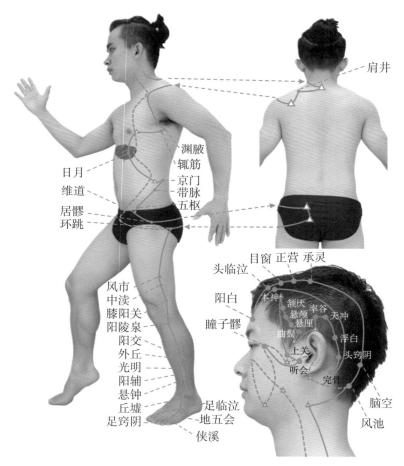

肩井

渊腋
辄筋
京门
带脉
五枢

日月
维道
居髎
环跳

风市
中渎
膝阳关
阳陵泉
阳交
外丘
光明
阳辅
悬钟
丘墟
足窍阴

足临泣
地五会
侠溪

目窗 正营 承灵
头临泣
阳白
瞳子髎

本神
颔厌
悬颅 率谷
悬厘
曲鬓
上关
听会

天冲

浮白
头窍阴

完骨

脑空

风池

图 3-2-11 足少阳胆经穴位图

（三）足少阳胆经穴位详述（表3-2-11）

表3-2-11　足少阳胆经穴位定位、主治与刺灸法

穴位	定位	主治	刺灸法
瞳子髎（GB1）	目外眦外侧0.5寸凹陷中	头痛、目赤肿痛、目翳、青盲	平刺0.3～0.5寸
听会（GB2）	耳屏间切迹与下颌骨髁状突之间的凹陷中	耳鸣、耳聋、聤耳、面痛、齿痛、口㖞	微张口，直刺0.5～0.8寸
上关（GB3）	颧弓上缘中央凹陷中	偏头痛、耳鸣、耳聋、聤耳、口眼㖞斜、齿痛、口噤	直刺0.5～1寸
颔厌（GB4）	从头维至曲鬓弧形连线（其弧形与鬓发弧度相应）的上1/4与下3/4交点处	偏头痛、目眩、耳鸣、眩晕	平刺0.5～0.8寸
悬颅（GB5）	从头维至曲鬓弧形连线（其弧形与鬓发弧度相应）的中点处	偏头痛、目赤肿痛、齿痛、热病	平刺0.5～0.8寸
悬厘（GB6）	从头维至曲鬓弧形连线（其弧形与鬓发弧度相应）的上3/4与下1/4交点处	偏头痛、目赤肿痛、耳鸣、热病	平刺0.5～0.8寸
曲鬓（GB7）	耳前鬓角发际后缘与耳尖水平线的交点处	头痛、齿痛、口噤	平刺0.5～0.8寸
*率谷（GB8）	耳尖直上入发际1.5寸	偏正头痛、眩晕、耳鸣、耳聋、呕吐、小儿惊风	平刺0.5～1寸
天冲（GB9）	耳根后缘直上，入发际2寸	头痛、牙龈肿痛、癫疾	平刺0.5～0.8寸

穴位	定位	主治	刺灸法
浮白 （GB10）	耳后乳突的后上方，从天冲至完骨的弧形连线（其弧度与耳郭弧度相应）的上 1/3 与下 2/3 交点处	头痛、耳鸣、耳聋、目痛	平刺 0.5～0.8 寸
头窍阴 （GB11）	耳后乳突的后上方，从天冲至完骨的弧形连线（其弧度与耳郭弧度相应）的上 2/3 与下 1/3 交点处	头痛、耳鸣、耳聋、颈项强痛	平刺 0.5～0.8 寸
完骨 （GB12）	耳后乳突的后下方的凹陷中	头痛、颈项强痛、齿痛、口喎、疟疾、癫痫、咽喉肿痛、中风、口眼喎斜	斜刺 0.5～0.8 寸
本神 （GB13）	前发际上 0.5 寸，头正中线旁开 3 寸	头痛、目眩、癫痫、小儿惊风、颈项强痛	平刺 0.5～0.8 寸
*阳白 （GB14）	眉上 1 寸，瞳孔直上	头痛、目眩、目痛、视物模糊、眼睑眴动	平刺 0.5～0.8 寸
*头临泣 （GB15）	前发际上 0.5 寸，瞳孔直上	头痛、眩晕、流泪、鼻塞、小儿惊痫	平刺 0.5～0.8 寸
目窗 （GB16）	前发际上 1.5 寸，瞳孔直上	头痛、眩晕、目赤肿痛	平刺 0.5～0.8 寸
正营 （GB17）	前发际上 2.5 寸，瞳孔直上	头痛、目眩、齿痛	平刺 0.5～0.8 寸
承灵 （GB18）	前发际上 4 寸，瞳孔直上	头痛、眩晕、目痛、鼻塞、衄血	平刺 0.5～0.8 寸

穴位	定位	主治	刺灸法
脑空 （GB19）	横平枕外隆凸的上缘，风池直上	头痛、目眩、颈项强痛、癫狂、痫证	平刺 0.3～0.5 寸
*风池 （GB20）	枕骨之下，胸锁乳突肌上端与斜方肌上端之间的凹陷中	头痛、眩晕、目赤肿痛、鼻渊、鼻衄、耳鸣、耳聋、颈项强痛、感冒、癫痫、中风、热病	针尖微下，向鼻尖或下巴斜刺 0.8～1.2 寸，或平刺透风府穴，深部为延髓，必须严格掌握针刺角度与深度
*肩井 （GB21）	第 7 颈椎棘突与肩峰最外侧点连线的中点	头项强痛、肩背疼痛、上肢不遂、难产、乳痈、乳汁不下、瘰疬	直刺 0.5～0.8 寸，深部正当肺尖，不可深刺，孕妇禁针
渊腋 （GB22）	第 4 肋间隙中，在腋中线上	胸痛、胁痛、上肢痹痛	斜刺或平刺 0.5～0.8 寸，不可深刺，以免伤及内部重要脏器
辄筋 （GB23）	第 4 肋间隙中，在腋中线前 1 寸	胸痛、胁痛、气喘、呕吐、吞酸	斜刺或平刺 0.5～0.8 寸，不可深刺，以免伤及内部重要脏器
*日月 （GB24）	第 7 肋间隙，前正中线旁开 4 寸	呕吐、吞酸、胁肋疼痛、呃逆、黄疸	斜刺或平刺 0.5～0.8 寸，不可深刺，以免伤及内部重要脏器
京门 （GB25）	第 12 肋骨游离端的下际	小便不利、水肿、腰痛、胁痛、腹胀、泄泻	直刺 0.5～1 寸，不可深刺，以免伤及内部重要脏器
*带脉 （GB26）	第 11 肋骨游离端下方垂线与脐水平线的交点上	经闭、月经不调、赤白带下、腹痛、疝气、腰胁痛	直刺 1～1.5 寸
五枢 （GB27）	横平脐下 3 寸，髂前上棘内侧	腹痛、疝气、赤白带下、子宫脱垂	直刺 1～1.5 寸

穴位	定位	主治	刺灸法
维道 （GB28）	髂前上棘内下0.5寸	腹痛、疝气、带下、子宫脱垂	直刺或向前下方斜刺1～1.5寸
居髎 （GB29）	髂前上棘与股骨大转子最凸点连线的中点处	腰痛、下肢痿痹、疝气	直刺1～1.5寸
*环跳 （GB30）	股骨大转子最凸点与骶管裂孔连线的外1/3与内2/3交点处	腰胯疼痛、半身不遂、下肢痿痹	直刺2～3寸
*风市 （GB31）	髌底上7寸，髂胫束后缘	半身不遂、下肢痿痹、遍身瘙痒、脚气	直刺1～1.5寸
中渎 （GB32）	髌底上5寸，髂胫束后缘	下肢痿痹麻木、半身不遂	直刺1～2寸
膝阳关 （GB33）	股骨外上髁后上缘，股二头肌腱与髂胫束之间的凹陷中	膝腘肿痛挛急、小腿麻木	直刺1～1.5寸
*阳陵泉 （GB34）	腓骨头前下方凹陷处	胁痛、口苦、呕吐、半身不遂、下肢痿痹、黄疸、小儿惊风	直刺1～1.5寸
阳交 （GB35）	外踝尖上7寸，腓骨后缘	胸胁胀满、胸满、下肢痿痹、癫狂	直刺0.5～0.8寸
外丘 （GB36）	外踝尖上7寸，腓骨前缘	颈项强痛、胸胁胀满、下肢痿痹、癫狂	直刺0.5～0.8寸
*光明 （GB37）	外踝尖上5寸，腓骨前缘	目痛、夜盲、下肢痿痹、乳房胀痛	直刺0.5～0.8寸

穴位	定位	主治	刺灸法
阳辅 （GB38）	外踝尖上 4 寸，腓骨前缘	咽喉肿痛、瘰疬、胸胁胀痛、脚气、下肢痿痹、半身不遂	直刺 0.5～0.8 寸
*悬钟 （GB39）	外踝尖上 3 寸，腓骨前缘	项强、下肢痿痹、半身不遂	直刺 0.5～0.8 寸
*丘墟 （GB40）	外踝的前下方，趾长伸肌腱的外侧凹陷中	颈项痛、胸胁胀痛、下肢痿痹、疟疾、外踝肿痛、足下垂	直刺 0.5～0.8 寸
*足临泣 （GB41）	第 4、5 跖骨底结合部的前方，第 5 趾长伸肌腱外侧凹陷中	目赤肿痛、胁肋疼痛、月经不调、乳痛、瘰疬、疟疾、足跗疼痛	直刺 0.5～0.8 寸
地五会 （GB42）	第 4、5 跖骨间，第 4 跖趾关节近端凹陷中	头痛、目赤、耳鸣、胁痛、乳痛、足背肿痛	直刺 0.3～0.5 寸
侠溪 （GB43）	第 4、5 趾间，趾蹼缘后方赤白肉际处	头痛、目眩、耳鸣、耳聋、目赤肿痛、热病、胁肋疼痛、乳痛	直刺 0.3～0.5 寸
足窍阴 （GB44）	第 4 趾末节外侧，趾甲根角侧后方 0.1 寸（指寸）	头痛、目赤肿痛、耳聋、失眠、胁痛、足痛	浅刺 0.1 寸，或点刺出血

（四）足少阳胆经穴位主治概要

1.头面部穴位：局部病，目、鼻、耳病。风池作用广泛，肩井作用特殊。

2.胸胁部穴位：局部病。

3.腰腹部穴位：带脉病为主，疝气。

4. 股部穴位：局部病。

5. 膝以下穴位：胆经所过部位疾患，胆腑病。

6. 踝以下穴位：热病。

十二、足厥阴肝经腧穴

（一）足厥阴肝经穴位歌诀

一十四穴足厥阴，大敦行间太冲侵，

中封蠡沟中都迹，膝关曲泉阴包临，

五里阴廉急脉穴，章门常对期门深。

（二）足厥阴肝经穴位总览（图3-2-12）

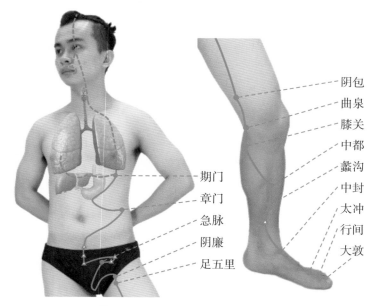

期门
章门
急脉
阴廉
足五里

阴包
曲泉
膝关
中都
蠡沟
中封
太冲
行间
大敦

图 3-2-12　足厥阴肝经穴位图

（三）足厥阴肝经穴位详述（表3-2-12）

表3-2-12　足厥阴肝经穴位定位、主治与刺灸法

穴位	定位	主治	刺灸法
*大敦（LR1）	大趾末节外侧，趾甲根角侧后方0.1寸（指寸）	疝气、遗尿、月经不调、经闭、崩漏、子宫脱垂、癫痫、小儿惊风	浅刺0.1～0.2寸，或点刺出血
*行间（LR2）	第1、2趾之间，趾蹼缘后方赤白肉际处	头痛、目眩、目赤肿痛、青盲、口㖞、胁痛、疝气、小便不利、崩漏、癫痫、月经不调、痛经、带下、中风、急躁易怒、善太息	直刺0.5～0.8寸
*太冲（LR3）	第1、2跖骨间，跖骨底结合部前方凹陷中，或触及动脉搏动	头痛、眩晕、目赤肿痛、口㖞、胁痛、遗尿、疝气、崩漏、月经不调、癫痫、呃逆、小儿惊风、下肢痿痹	直刺0.5～0.8寸
中封（LR4）	内踝前，胫骨前肌腱的内侧缘凹陷中	疝气、遗精、小便不利、腹痛、内踝肿痛	直刺0.5～0.8寸
*蠡沟（LR5）	内踝尖上5寸，胫骨内侧面的中央	小便不利、遗尿、月经不调、带下、下肢痿痹	平刺0.5～0.8寸
中都（LR6）	内踝尖上7寸，胫骨内侧面的中央	疝气、崩漏、腹痛、恶露不尽	平刺0.5～0.8寸
膝关（LR7）	胫骨内侧髁的下方，阴陵泉后1寸	膝髌肿痛、下肢痿痹	直刺1～1.5寸

续表

穴位	定位	主治	刺灸法
*曲泉 (LR8)	屈膝，当膝关节内侧面横纹内侧端，股骨内侧髁的后缘，半腱肌、半膜肌止端的前缘凹陷处	腹痛、小便不利、遗精、阴痒、膝痛、月经不调、痛经、带下、下肢痿痹	直刺 1~1.5 寸
阴包 (LR9)	髌底上 4 寸，股内侧肌与缝匠肌之间	腹痛、遗尿、小便不利、月经不调	直刺 1~1.5 寸
足五里 (LR10)	在股前区，气冲直下 3 寸，动脉搏动处	小腹痛、小便不通、子宫脱垂、睾丸肿痛	直刺 1~1.5 寸
阴廉 (LR11)	气冲穴直下 2 寸	月经不调、带下、小腹痛	直刺 1~1.5 寸
急脉 (LR12)	横平耻骨联合上缘，前正中线旁开 2.5 寸	疝气、小腹痛、子宫脱垂	避开动脉，直刺 0.5~0.8 寸
*章门 (LR13)	在第 11 肋游离端的下际	腹痛、腹胀、泄泻、胁痛、痞块、黄疸	直刺 0.8~1 寸
*期门 (LR14)	第 6 肋间隙，前正中线旁开 4 寸	胸胁胀痛、腹胀、呕吐、乳痈	斜刺或平刺 0.5~0.8 寸

（四）足厥阴肝经穴位主治概要

1. 足部穴位：肝经所过头面五官、胸肺、肝、胆、胃、泌尿生殖系、下肢局部病变。

2. 踝至腹股沟穴位：泌尿生殖系、少腹痛、疝气、局部病。曲泉治疗范围广。

3. 胸胁穴位：局部病变、癫狂痫。

十三、督脉腧穴

（一）督脉穴位歌诀

督脉二八行于脊，长强腰俞阳关密，

命门悬枢接脊中，中枢筋缩至阳逸，

灵台神道身柱长，陶道大椎平肩列，

哑门风府上脑户，强间后顶百会率，

前顶囟会下上星，神庭素髎水沟系，

兑端龈交唇内外，新添印堂眉中间。

（二）督脉穴位总览（图 3-2-13）

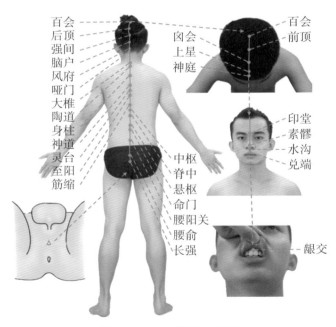

图 3-2-13　督脉穴位图

（三）督脉穴位详述（表 3-2-13）

表 3-2-13　督脉穴位定位、主治与刺灸法

穴位	定位	主治	刺灸法
*长强（GV1）	尾骨下方，尾骨端与肛门连线的中点处	泄泻、便血、便秘、痔疾、脱肛、癫狂痫、腰脊和尾骶部疼痛	斜刺，针尖向上与骶骨平行刺入 0.5～1 寸，不得刺穿直肠，以防感染；禁灸
腰俞（GV2）	正对骶管裂孔，后正中线上	月经不调、痔疾、腰脊强痛、下肢痿痹	向上斜刺 0.5～1 寸
*腰阳关（GV3）	第 4 腰椎棘突下凹陷中，后正中线上	月经不调、遗精、阳痿、腰骶痛、下肢痿痹	直刺 0.5～1 寸
*命门（GV4）	第 2 腰椎棘突下凹陷中，后正中线上	遗精、阳痿、带下、遗尿、尿频、月经不调、泄泻、腰脊强痛、手足厥冷	直刺 0.5～1 寸
悬枢（GV5）	第 1 腰椎棘突下凹陷中，后正中线上	泄泻、腹痛、腰脊强痛	直刺 0.5～1 寸
脊中（GV6）	第 11 胸椎棘突下凹陷中，后正中线上	泄泻、黄疸、腰脊强痛	斜刺 0.5～1 寸
中枢（GV7）	第 10 胸椎棘突下凹陷中，后正中线上	腰脊强痛	斜刺 0.5～1 寸
筋缩（GV8）	第 9 胸椎棘突下凹陷中，后正中线上	癫痫、抽搐、背强	斜刺 0.5～1 寸
*至阳（GV9）	第 7 胸椎棘突下凹陷中，后正中线上	黄疸、背痛、脊强	斜刺 0.5～1 寸
灵台（GV10）	第 6 胸椎棘突下凹陷中，后正中线上	咳嗽、气喘、脊背强痛	斜刺 0.5～1 寸

穴位	定位	主治	刺灸法
神道 （GV11）	第 5 胸椎棘突下凹陷中，后正中线上	心悸、健忘、寒热、头痛、疟疾、脊背强痛	斜刺 0.5～1 寸
身柱 （GV12）	第 3 胸椎棘突下凹陷中，后正中线上	咳嗽、气喘、癫痫、身热、惊风、脊背强痛	斜刺 0.5～1 寸
陶道 （GV13）	第 1 胸椎棘突下凹陷中，后正中线上	头痛、疟疾、热病、脊强	斜刺 0.5～1 寸
*大椎 （GV14）	第 7 颈椎棘突下凹陷中，后正中线上	热病、疟疾、咳嗽、气喘、骨蒸盗汗、头痛项强、肩背痛、风疹	斜刺 0.5～1 寸
*哑门 （GV15）	第 2 颈椎棘突上际凹陷中，后正中线上	暴喑、舌强不语、癫狂痫、头痛、项强	直刺或向下斜刺 0.5～1 寸，不可向上斜刺或深刺。因为深部接近延髓，必须严格掌握针刺的角度和深度
*风府 （GV16）	枕外隆凸直下，两斜方肌之间凹陷中	头痛、项强、眩晕、咽喉肿痛、失音、癫狂、中风	直刺或向下斜刺 0.5～1 寸，不可深刺，以免伤及深部延髓
脑户 （GV17）	枕外隆凸的上缘凹陷处	头痛、眩晕、项强、失音、癫痫	平刺 0.5～0.8 寸
强间 （GV18）	后发际正中直上 4 寸	头痛、目眩、项强、癫痫	平刺 0.5～0.8 寸
后顶 （GV19）	后发际正中直上 5.5 寸（脑户上 3 寸）	头痛、眩晕、癫狂痫	平刺 0.5～0.8 寸
*百会 （GV20）	前发际正中直上 5 寸	头痛、眩晕、中风失语、癫狂、脱肛、泄泻、子宫脱垂、健忘、不寐	平刺 0.5～0.8 寸

续表 2

穴位	定位	主治	刺灸法
前顶 （GV21）	前发际正中 直上 3.5 寸	头痛、眩晕、鼻渊、癫痫	平刺 0.5～0.8 寸
囟会 （GV22）	前发际正中 直上 2 寸	头痛、眩晕、鼻渊、癫痫、小儿惊风	平刺 0.5～0.8 寸，小儿前囟未闭者禁针
*上星 （GV23）	前发际正中 直上 1 寸	头痛、目痛、鼻渊、鼻衄、癫狂、疟疾、热病	平刺 0.5～0.8 寸
*神庭 （GV24）	前发际正中 直上 0.5 寸	头痛、眩晕、失眠、鼻渊、癫痫、呕吐	平刺 0.5～0.8 寸
素髎 （GV25）	鼻尖的正中央	鼻渊、鼻衄	向上斜刺 0.3～0.5 寸，或点刺出血；一般不灸
*水沟 （GV26）	人中沟的上 1/3 与中 1/3 交点处	昏迷、昏厥、癫狂痫、小儿惊风、口角㖞斜、腰脊强痛	向上斜刺 0.3～0.5 寸，或用指甲按掐；一般不灸
兑端 （GV27）	上唇结节的中点	癫狂、齿龈肿痛、口㖞、口噤	向上斜刺 0.2～0.3 寸；一般不灸
龈交 （GV28）	上唇系带与上齿龈的交点	癫狂、齿龈肿痛、口㖞、口臭、鼻渊	向上斜刺 0.2～0.3 寸；禁灸
印堂 （GV29）	两眉毛内侧端中间的凹陷中	头痛、眩晕、失眠、鼻渊、鼻衄、小儿惊风	提捏进针，从上向下平刺，或向左、右透刺攒竹、睛明等，深 0.5～1 寸

（四）督脉穴位主治概要

1. 所有穴位：经脉所过部位病变，神志病。

2. 头顶和项部穴位：鼻病、感冒。

3. 大椎治疗范围广。

十四、任脉腧穴

（一）任脉穴位歌诀

任脉廿四起会阴，曲骨中极关元针，

石门气海阴交生，神阙一寸上水分，

下脘建里中上脘，巨阙鸠尾步中庭，

膻中玉堂连紫宫，华盖璇玑天突逢，

廉泉舌下结喉上，承浆唇下宛窝中。

（二）任脉穴位总览（图3-2-14）

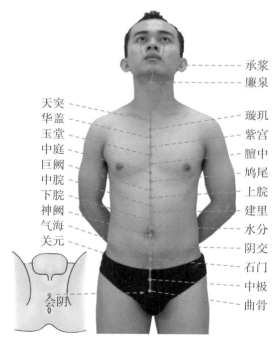

图 3-2-14　任脉穴位图

123

（三）任脉穴位分述（表3-2-14）

表 3-2-14　任脉穴位定位、主治与刺灸法

穴位	定位	主治	刺灸法
会阴 （CV1）	男性在阴囊根部与肛门连线的中点，女性在大阴唇后联合与肛门连线的中点	小便不利、遗尿、遗精、阳痿、痛经、月经不调、带下、痔疾	直刺0.5～1寸。孕妇慎用
曲骨 （CV2）	耻骨联合上缘，前正中线上	小便不利、遗尿、遗精、阳痿、痛经、月经不调、带下	直刺0.5～1寸，内为膀胱，应在排尿后进行针刺。孕妇禁针
*中极 （CV3）	脐中下4寸，前正中线上	小便不利、遗尿、疝气、遗精、阳痿、月经不调、崩漏、带下、子宫脱垂、不孕	直刺0.5～1寸，内为膀胱，应在排尿后进行针刺。孕妇禁针
*关元 （CV4）	脐中下3寸，前正中线上	遗尿、小便频数、尿闭、泄泻、遗精、阳痿、疝气、月经不调、带下、不孕、中风脱证、虚劳羸瘦（本穴有强壮作用，为保健要穴）	直刺1～2寸，内为膀胱，应在排尿后进行针刺，孕妇慎用
石门 （CV5）	脐中下2寸，前正中线上	腹痛、水肿、疝气、小便不利、泄泻、经闭、带下、崩漏	直刺1～2寸。孕妇慎用

124

穴位	定位	主治	刺灸法
*气海 （CV6）	脐中下 1.5 寸，前正中线上	腹痛、泄泻、便秘、遗尿、疝气、遗精、阳痿、月经不调、经闭、崩漏、虚脱、虚劳羸瘦（本穴有强壮作用，为保健要穴）	直刺 1～2 寸。孕妇慎用
阴交 （CV7）	脐中下 1 寸，前正中线上	腹痛、疝气、水肿、月经不调、带下	直刺 1～2 寸
*神阙 （CV8）	在脐区，脐中央	腹痛、泄泻、脱肛、水肿、中风脱证	因消毒不便，故一般不针，多用艾条灸或艾炷隔盐灸
水分 （CV9）	脐中上 1 寸，前正中线上	水肿、小便不利、泄泻、腹痛、反胃、吐食	直刺 1～2 寸
*下脘 （CV10）	脐中上 2 寸，前正中线上	腹痛、腹胀、泄泻、呕吐、食谷不化、痞块	直刺 1～2 寸
建里 （CV11）	脐中上 3 寸，前正中线上	胃痛、呕吐、食欲不振、腹胀、水肿	直刺 1～2 寸
*中脘 （CV12）	脐中上 4 寸，前正中线上	胃痛、呕吐、吞酸、呃逆、腹胀、泄泻、黄疸、癫狂	直刺 1～1.5 寸
上脘 （CV13）	脐中上 5 寸，前正中线上	胃痛、呕吐、呃逆、腹胀、癫痫	直刺 1～1.5 寸
巨阙 （CV14）	脐中上 6 寸，前正中线上	胸痛、心痛、心悸、呕吐、癫狂痫	向上斜刺 0.5～1 寸

穴位	定位	主治	刺灸法
鸠尾 （CV15）	胸剑结合下 1寸，前正中线上	胸痛、呃逆、腹胀、癫狂痫	直刺 0.3～0.6 寸
中庭 （CV16）	胸剑结合中点处，前正中线上	胸胁胀痛、心痛、呕吐	斜刺 0.3～0.5 寸
*膻中 （CV17）	横平第 4 肋间隙，前正中线上	咳嗽、气喘、胸痛、心悸、乳少、呕吐、噎膈	平刺 0.3～0.5 寸
玉堂 （CV18）	横平第 3 肋间隙，前正中线上	咳嗽、气喘、胸痛、呕吐	平刺 0.3～0.5 寸
紫宫 （CV19）	横平第 2 肋间隙，前正中线上	咳嗽、气喘、胸痛	平刺 0.3～0.5 寸
华盖 （CV20）	横平第 1 肋间隙，前正中线上	咳嗽、气喘、胸胁胀痛	平刺 0.3～0.5 寸
璇玑 （CV21）	胸骨上窝下 1寸，前正中线上	咳嗽、气喘、胸痛、咽喉肿痛	平刺 0.3～0.5 寸
*天突 （CV22）	在颈前区，胸骨上窝中央，前正中线上	咳嗽、气喘、胸痛、咽喉肿痛、暴喑、瘿气、梅核气、噎膈	先直刺 0.2 寸，然后将针尖转向下方，紧靠胸骨后方刺入 1～1.5 寸
*廉泉 （CV23）	在颈前区，喉结上方，舌骨上缘凹陷中，前正中线上	舌下肿痛、舌纵流涎、舌强不语、暴喑、喉痹、吞咽困难	向舌根斜刺0.5～0.8 寸
*承浆 （CV24）	在面部，颏唇沟的正中凹陷处	口㖞、齿龈肿痛、流涎、暴喑、癫狂	斜刺 0.3～0.5 寸

（四）任脉穴位主治概要

以局部和就近病变为主，部分穴位有强壮作用，如中极、关元、气海、神阙。

十五、常用经外奇穴

（一）头颈部

1. 头颈部经外奇穴总览（图 3-2-15）

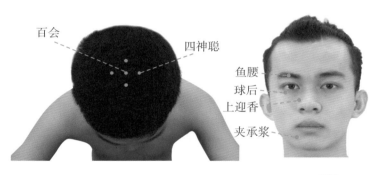

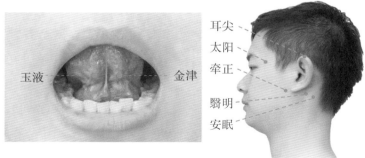

图 3-2-15　头颈部经外奇穴位图

2. 头颈部经外奇穴详述（表3-2-15）

表3-2-15　头颈部经外奇穴定位、主治与刺灸法

穴位	定位	主治	刺灸法
*四神聪 （EX–HN1）	百会前后左右各1寸，共4穴	头痛、眩晕、失眠、健忘、癫痫	平刺0.5～0.8寸
鱼腰 （EX–HN4）	瞳孔直上，眉毛中	眉棱骨痛、眼睑瞤动、眼睑下垂、目赤肿痛、口眼㖞斜、目翳	平刺0.3～0.5寸
*太阳 （EX–HN5）	眉梢与目外眦之间，向后约一横指的凹陷处	头痛、目疾、面痛	直刺或斜刺0.3～0.5寸，或点刺出血
耳尖 （EX–HN–6）	在外耳轮的最高点	目赤肿痛、目翳、麦粒肿、咽喉肿痛	直刺0.1～0.2寸，或点刺出血
球后 （EX–HN7）	眶下缘外1/4与内3/4交界处	目疾	轻压眼球向上，向眶缘缓慢直刺0.5～1.5寸，不提插
上迎香 （EX–HN8）	在面部，鼻翼软骨与鼻甲的交界处，近鼻唇沟上端处	鼻渊、鼻部疮疖、头痛	向内平刺0.3～0.5寸
夹承浆	在面部，承浆穴旁开1寸	齿龈肿痛、口㖞	斜刺或平刺0.3～0.5寸
金津 （EX–HN12）	舌下系带左侧静脉上	口疮、舌强、舌肿、呕吐、消渴	点刺出血
玉液 （EX–HN13）	舌下系带右侧静脉上	口疮、舌强、舌肿、呕吐、消渴	点刺出血

穴位	定位	主治	刺灸法
牵正	在面颊部，耳垂前 0.5～1 寸处	口㖞、口疮	向前斜刺 0.5～0.8 寸
翳明（EX-HN14）	翳风后 1 寸	头痛、眩晕、目疾、耳鸣、失眠	直刺 0.5～1 寸
安眠	在项部，当翳风穴与风池穴连线的中点	失眠、头痛、眩晕、心悸	直刺 0.8～1.2 寸

（二）胸腹部穴

1. 胸腹部经外奇穴总览（图 3-2-16）

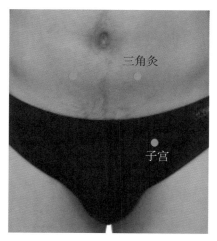

图 3-2-16　胸腹部经外奇穴图

2.胸腹部经外奇穴详述（表 3-2-16）

表 3-2-16 胸腹部经外奇穴定位、主治与刺灸法

穴位	定位	主治	刺灸法
子宫 （EX-CA1）	脐中下 4 寸，前正中线旁开 3 寸	子宫脱垂、月经不调、痛经、崩漏、不孕	直刺 0.8～1.2 寸
三角灸	以两口角之间的长度为一边，作等边三角形，将顶角置于脐心，底边呈水平线，两底角处是该穴	疝气、腹痛	艾炷灸 5～7 壮

（三）背部穴

1. 背部经外奇穴总览（图 3-2-17）

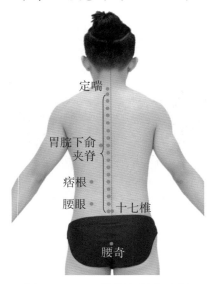

图 3-2-17 背部经外奇穴图

定喘

胃脘下俞
夹脊

痞根

腰眼　　十七椎

腰奇

130

2. 背部经外奇穴详述（表 3-2-17）

表 3-2-17　背部经外奇穴定位、主治与刺灸法

穴位	定位	主治	刺灸法
定喘 （EX-B1）	横平第 7 颈椎棘突下，后正中线旁开 0.5 寸	哮喘、咳嗽、肩背痛	直刺 0.5～0.8 寸
夹脊 （EX-B2）	第 1 胸椎至第 5 腰椎棘突下两侧，后正中线旁开 0.5 寸，一侧 17 穴	适用范围较广，其中上胸部的穴位治疗心肺、上肢疾病；下胸部的穴位治疗胃肠疾病；腰部的穴位治疗腰腹及下肢疾病	直刺 0.3～0.5 寸；或用梅花针叩刺
胃脘下俞 （EX-B3）	横平第 8 胸椎棘突下，后正中线旁开 1.5 寸	胃痛、腰痛、胸胁痛、消渴	向内斜刺 0.3～0.5 寸
痞根 （EX-B4）	横平第 1 腰椎棘突下，后正中线旁开 3.5 寸	痞块、腰痛	直刺 0.5～1 寸
腰眼 （EX-B7）	横平第 4 腰椎棘突下，后正中线旁开约 3.5 寸凹陷中	腰痛、月经不调、带下	直刺 1～1.5 寸
十七椎 （EX-B8）	第 5 腰椎棘突下凹陷中	腰腿痛、下肢瘫痪、崩漏、月经不调	直刺 0.5～1 寸
腰奇 （EX-B9）	尾骨端直上 2 寸，骶角之间凹陷中	癫痫、头痛、失眠、便秘	向上平刺 1～1.5 寸

（四）上肢部穴

1. 上肢部经外奇穴总览（图 3-2-18）

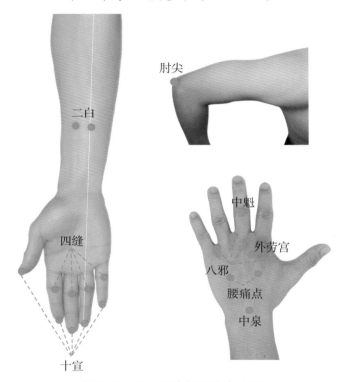

图 3-2-18　上肢部经外奇穴图

2. 上肢部经外奇穴详述（表 3-2-18）

表 3-2-18　上肢部经外奇穴定位、主治与刺灸法

穴位	定位	主治	刺灸法
肘尖 （EX-UE1）	尺骨鹰嘴的尖端	瘰疬、痈疽、肠痈	艾炷灸 7～15 壮

续表

穴位	定位	主治	刺灸法
二白 （EX–UE2）	腕掌侧远端横纹上4寸，桡侧腕屈肌腱的两侧，一肢2穴	痔疾、脱肛、前臂痛、胸胁痛	直刺0.5～0.8寸
中泉 （EX–UE3）	在腕背侧横纹中，当指总伸肌腱桡侧的凹陷处	胸闷、胃痛、呕吐	直刺0.3～0.5寸
中魁 （EX–UE4）	中指背面，近侧指间关节的中点处	噎膈、呕吐、食欲不振、呃逆	直刺0.2～0.3寸；艾炷灸5～7壮
腰痛点 （EX–UE7）	第2、3掌骨及第4、5掌骨之间，腕背侧远端横纹与掌指关节中点处，一手2穴	急性腰扭伤	由两侧向掌中斜刺0.5～0.8寸
外劳宫 （EX–UE–8）	在手背侧，当第2、3掌骨间，指掌关节后约0.5寸处	落枕、手臂痛	直刺0.5～0.8寸
八邪 （EX–UE9）	第1～5指间，指蹼后方赤白肉际处，左右共8穴	手指麻木、烦热、目痛、毒蛇咬伤、手背肿痛	向下斜刺0.5～0.8寸，或点刺出血
四缝 （EX–UE10）	在第2～5指掌面的近端指间关节横纹的中央，一手4穴	小儿疳积、百日咳	点刺出血或挤出少许黄色透明黏液
十宣 （EX–UE11）	十指尖端，距指甲游离缘0.1寸（指寸），左右共10穴	昏迷、癫痫、高热、咽喉肿痛	浅刺0.1～0.2寸，或点刺出血

（五）下肢部穴

1. 下肢部经外奇穴总览（图 3-2-19）

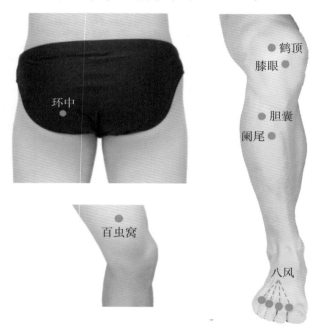

图 3-2-19　下肢部经外奇穴图

2. 下肢部经外奇穴详述（表 3-2-19）

表 3-2-19　下肢部经外奇穴定位、主治与刺灸法

穴位	定位	主治	刺灸法
环中（EX-LE1）	在臀部，环跳穴与腰俞穴连线的中点	坐骨神经痛、腰痛、腿痛	直刺 2～3 寸
鹤顶（EX-LE2）	髌底中点的上方凹陷中	膝痛、足胫无力、瘫痪	直刺 1～1.5 寸

134

续表

穴位	定位	主治	刺灸法
百虫窝 （EX–LE3）	髌底内侧端上3寸	风湿痒疹、蛔虫病	直刺1.5～2寸
内膝眼 （EX–LE4）	髌韧带内侧凹陷处的中央	膝痛、腿痛、脚气	向膝中斜刺0.5～1寸
胆囊 （EX–LE6）	腓骨小头直下2寸	胆囊炎、胆石症、胆道蛔虫症	直刺1～2寸
阑尾 （EX–LE7）	髌韧带外侧凹陷下5寸，胫骨前嵴外一横指（中指）	急、慢性阑尾炎	直刺1.5～2寸
八风 （EX–LE10）	第1～5趾间，趾蹼缘后方赤白肉际处，左右共8穴	足跗肿痛、毒蛇咬伤、脚气、趾痛	斜刺0.5～0.8寸或点刺出血

十六、小儿推拿常用腧穴

（一）小儿推拿常用腧穴总览（图3-2-20至图3-2-25）

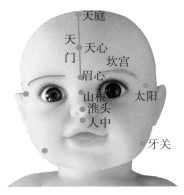

图 3-2-20　小儿推拿头面部常用穴位

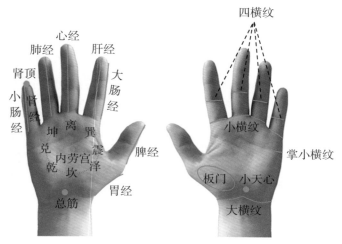

图 3-2-21　小儿推拿手掌部常用穴位

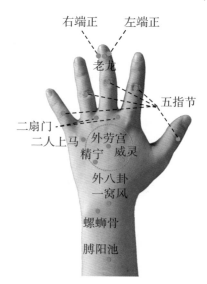

图 3-2-22　小儿推拿手背部常用穴位

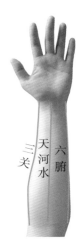

图 3-2-23　小儿推拿前臂掌侧部常用穴位

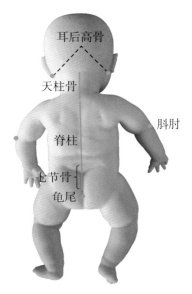

图 3-2-24　小儿推拿颈背腰部常用穴位

137

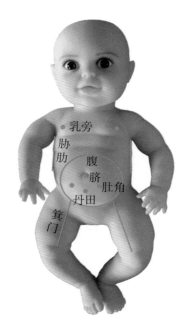

图 3-2-25　小儿推拿胸腹腿部常用穴位

（二）小儿推拿常用腧穴详述

1. 小儿解表常用腧穴（表 3-2-20）

表 3-2-20　小儿解表常用腧穴

特定穴	部位	定位	操作	功效
耳后高骨	头颈部穴位	耳后入发际，乳突后缘高骨下凹陷中	运高骨	疏风解表，安神除烦
天门		两眉中间至前发际线呈一条直线	开天门	疏风解表
坎宫		自眉心起至眉梢呈一横线	推坎宫	疏风解表
太阳		眉后凹陷处	揉太阳	疏风解表

特定穴	部位	定位	操作	功效
肺经	上肢部穴位	无名指末节螺纹面或无名指掌面，由指尖至指根呈一直线	清肺经	宣肺清热
三关		前臂桡侧缘，自阳池至曲池呈一直线	推三关	发汗解表
天河水		前臂正中，自总筋至洪池呈一直线	清天河水	清热解表
二扇门		掌背中指根本节两侧凹陷处	掐揉二扇门	发汗透表
外劳宫		掌背中，与内劳宫相对处	掐揉外劳宫	发汗解表
膊阳池		腕背横纹上3寸，尺桡骨之间	掐揉膊阳池	解表清热

2. 小儿清热常用腧穴（表3-2-21）

表3-2-21　小儿清热常用腧穴

特定穴	部位	定位	操作	功效
太阳	头颈部穴位	眉后凹陷处	推太阳	解表散热
天柱骨		项后发际正中至大椎穴呈一直线	刮天柱骨	祛暑解热
脾经	上肢部穴位	拇指末节螺纹面；拇指桡侧缘，由指尖至指根呈一直线	清脾经	清热利湿
胃经		拇指掌面近端第一节；大鱼际桡侧缘赤白肉际由掌根至拇指根呈一直线	清胃经	清热化湿
心经		中指末节螺纹面或中指掌面，由指尖至指根呈一直线	清心经	宣肺清热

续表

特定穴	部位	定位	操作	功效
肺经		无名指末节螺纹面或者无名指掌面，由指尖至指根呈一直线	清肺经	宣肺清热
掌小横纹		掌面小指根下，尺侧掌纹头	揉掌小横纹	清热散结
内劳宫		掌心中，屈指时中指端与无名指端之间中点	揉内劳宫	清热除烦
小天心	上肢部穴位	大小鱼际交接处凹陷中	揉小天心	清心经热
总筋		掌后腕横纹中点	按揉总筋	清心经热
天河水		前臂正中，自总筋至洪池呈一直线	清天河水	清热解表
六腑		前臂尺侧，自阴池至肘肘呈一直线	退六腑	清热凉血
膊阳池		腕背横纹上3寸，尺桡骨之间	掐揉膊阳池	解表清热
脊柱	背腰部穴位	后正中线，自第一胸椎至尾椎端呈一直线	推脊柱	清热
箕门	下肢部穴位	大腿内侧，膝盖上缘至腹股沟呈一直线	推箕门	清热

3. 小儿补益常用腧穴（表 3-2-22）

表 3-2-22　小儿补益常用腧穴

特定穴	部位	定位	操作	功效
脾经	上肢部穴位	拇指末节螺纹面；拇指桡侧缘，由指尖至指根呈一直线	补脾经	健脾胃，补气血

特定穴	部位	定位	操作	功效
胃经	上肢部穴位	拇指掌面近掌端第一节；大鱼际桡侧缘赤白肉际由掌根至拇指根呈一直线	补胃经	健脾胃，助运化
肺经		无名指末节螺纹面；无名指掌面，由指尖至指根呈一直线	补肺经	补肺气
肾经		小指末节螺纹面；小指掌面稍偏尺侧，由指尖至指根呈一直线	补肾经	补肾益脑，温养下元
五经		拇、食、中、无名、小指末节螺纹面，即脾、肝、心、肺、肾经	推五经	健脾，疏肝，宁心，润肺，温肾
大肠		食指桡侧缘至虎口呈一直线	补大肠	涩肠固脱，温中止泻
小肠		小指尺侧边缘，自指尖至指根呈一直线	补小肠	温补下焦
肾顶		小指顶端	揉肾顶	收敛元气，固表止汗，补肾壮骨
板门		手掌大鱼际平面	揉板门	健脾和胃，消食化滞
三关		前臂桡侧缘，自阳池至曲池呈一直线	推三关	温阳散寒，补气行气，发汗解表
二人上马		手背无名指与小指掌指关节后凹陷中	揉二人上马	滋阴补肾，顺气散结，利水通淋
螺蛳骨		屈肘，掌心向胸，尺骨小头桡侧缘骨缝中	提捏螺蛳骨	健脾，镇惊

续表 2

特定穴	部位	定位	操作	功效
腹	胸腹部穴位	腹部	逆时针摩腹、分推腹阴阳	健脾止泻，健脾和胃，理气消食
脐	胸腹部穴位	肚脐中	揉脐、摩脐	温阳散寒，补益气血，健脾和胃，消食导滞
丹田		小腹部，脐下 2 寸至 3 寸之间	摩丹田、揉丹田	培肾固本，温补下元，分清别浊
肚角		脐下 2 寸旁开 2 寸之大筋	按肚角	健脾和胃，理气消滞
脊柱（脊）	背腰部穴位	第一胸椎至尾椎端呈一直线	捏脊	补益不足，强身健体

4. 小儿温阳散寒常用腧穴（表 3-2-23）

表 3-2-23　小儿温阳散寒常用腧穴

特定穴	部位	定位	操作	功用
天柱	头颈部穴位	项后发际正中至大椎穴呈一直线	推天柱	降逆止呕，祛风散寒
大肠	上肢部穴位	食指桡侧缘，自食指至虎口呈一直线	补大肠	涩肠固脱，温中止泻
小肠		小指尺侧边缘，自指尖至指根呈一直线	补小肠	温补下焦
三关		前臂桡侧缘，自阳池（大横纹近拇指端）至曲池呈一直线	推三关、大推三关	温阳散寒，补气行气
外劳宫		掌背中，与内劳宫相对处	揉外劳宫	温阳散寒，升阳举陷
一窝风（乙窝风）		手背腕横纹正中凹陷处	揉一窝风	温中行气，止痹痛，利关节

续表

特定穴	部位	定位	操作	功用
脐	胸腹部穴位	肚脐中	揉脐	温阳散寒，补益气血
丹田		小腹部，脐下2寸至3寸之间	揉丹田	培肾固本，温补下元
七节骨	背腰部穴位	从第四腰椎至尾椎骨端呈一直线	推上七节骨	温阳止泻，泻热通便

5. 小儿消食导滞常用腧穴（表3-2-24）

表3-2-24　小儿消食导滞常用腧穴

特定穴	部位	定位	操作	功效
脾经	上肢部穴位	拇指末节螺纹面或拇指桡侧缘，由指尖至指根呈一直线	补脾经、清补脾经	和胃消食，增进食欲
胃经		拇指掌面近掌端第一节或大鱼际桡侧缘赤白肉际由掌根至拇指根呈一直线	清胃经	清热化湿，和胃降逆，除烦止渴
四横纹		掌面食、中、无名、小指近侧指间关节横纹处	推四横纹	调中行气，和气血，清胀满
小横纹		掌面食、中、无名、小指掌指关节横纹处	掐小横纹	退热，消胀散结
大肠		食指桡侧缘，自食指尖至虎口呈一直线	清大肠	清利肠腑，除湿热，导积滞
板门		手掌大鱼际平面	揉板门	健脾和胃、消食化滞

143

续表

特定穴	部位	定位	操作	功效
内八卦	上肢部穴位	定位手掌面，以掌心为圆心，从圆心至中指根横纹的 2/3 处为半径圆周，八卦穴即在此圆周上。共八个方位，即：乾、坎、艮、震、巽、离、坤、兑	逆运内八卦	降气平喘，行滞消食
大横纹		仰掌，掌后横纹。近拇指端称阳池，近小指端称阴池	分阴阳	平衡阴阳，调和气血，行滞消食
腹	胸腹部穴位	腹部	分推腹阴阳	健脾和胃，理气消食
脐		肚脐中	揉脐、摩脐	健脾和胃，消食导滞
肚角		脐下 2 寸旁开 2 寸之大筋	按肚角	健脾和胃，理气消滞

6. 小儿通腑常用腧穴（表 3-2-25）

表 3-2-25　小儿通腑常用腧穴

特定穴	部位	定位	操作	功用
大肠	上肢部穴位	食指桡侧缘，自食指尖至虎口呈一直线	清大肠	清利肠腑，除湿热，导积滞
膊阳池		腕背横纹上 3 寸，尺桡骨之间	掐膊阳池	解表清热，通降二便
七节骨	背腰部穴位	从第 2 腰椎至尾椎骨端呈一直线	推下七节骨	泻热通便
龟尾		尾椎骨端 / 尾椎骨端与肛门连线中点	揉龟尾	通调督脉，调理大肠；既可通便又可止泻

续表

特定穴	部位	定位	操作	功用
脊柱（脊）	背腰部穴位	第1胸椎至尾椎端呈一直线	推脊	调阴阳，和脏腑，理气血，通经络

7. 小儿止泻常用腧穴（表3-2-26）

表3-2-26　小儿止泻常用腧穴

特定穴	部位	定位	操作	功用
大肠	上肢部穴位	食指桡侧缘，自食指尖至虎口呈一直线	补大肠	涩肠固脱，温中止泻
板门		手掌大鱼际平面	板门推向横纹	健脾止泻
端正		中指甲根两侧赤白肉际处，桡侧称左端正，尺侧称右端正	揉左端正	升提中气，止泻
七节骨	背腰部穴位	从第2腰椎至尾椎骨端呈一直线	推上七节骨	温阳止泻，泻热通便
龟尾（长强）		尾椎骨端与肛门连线中点处	揉龟尾	通调督脉，调理大肠；既可通便又可止泻

8. 小儿止呕常用腧穴（表3-2-27）

表3-2-27　小儿止呕常用腧穴

特定穴	部位	定位	操作	功用
天柱	头颈部穴位	项后发际正中至大椎穴呈一直线	推天柱	降逆止呕，祛风散寒
脾经	上肢部穴位	拇指桡侧缘，由指尖至指根呈一直线	清脾经	清热利湿，化痰止呕

续表

特定穴	部位	定位	操作	功用
胃经	上肢部穴位	大鱼际桡侧缘赤白肉际由掌根至拇指根呈一直线	清胃经	清热化湿，和胃降逆，除烦止渴
板门		手掌大鱼际平面	横纹推板门	和胃降逆
端正		中指甲根两侧赤白肉际处，桡侧称左端正，尺侧称右端正	揉右端正	降逆止呕

9. 小儿利尿常用腧穴（表3-2-28）

表3-2-28　小儿利尿常用腧穴

特定穴	部位	定位	操作	功效
肾经	上肢部穴位	小指末节螺纹面或小指掌面稍偏尺侧，由指尖至指根呈一直线	清肾经	清利下焦湿热
小肠		小指尺侧边缘，指尖至指根呈一直线	清小肠	清利下焦湿热，泌别清浊
小天心		大小鱼际交接处凹陷中	揉小天心	清热，镇惊，利尿，明目，安神
膊阳池		腕背横纹上三寸，尺桡骨之间。又名"支沟"，属手少阳三焦经	掐揉膊阳池	解表清热，通降二便
二人上马		手背无名指与小指掌指关节后凹陷中	揉二人上马	滋阴补肾，顺气散结，利水通淋

续表

特定穴	部位	定位	操作	功效
箕门	下肢部穴位	在大腿内侧，膝盖上缘至腹股沟呈一直线。又名"足膀胱"，属小儿推拿的特定穴，呈线状。有左为膀胱，右为命门之说	推箕门	利尿，清热

10. 小儿理气常用腧穴（表 3-2-29）

表 3-2-29　小儿理气常用腧穴

特定穴	部位	定位	操作	功效
天柱	头颈部穴位	项后发际正中至大椎穴呈一直线	推天柱	降逆止呕，祛风散寒
四横纹		掌面食、中、无名、小指近侧指间关节横纹处	推四横纹	调中行气，和气血，清胀满
掌小横纹		掌面小指根下，尺侧掌纹头	揉掌小横纹	清热散结，宽胸理气，化痰止咳
内八卦	上肢部穴位	手掌面，以掌心为圆心，从圆心至中指根横纹的 2/3 为半径作圆周，八卦穴即在此圆周上（对小天心者为坎，对中指者为离，在拇指侧离至坎半圆的中心为震，在小指侧半圆的中心为兑）。共八个方位，即乾、坎、艮、震、巽、离、坤、兑	顺运内八卦、逆运内八卦	顺运内八卦：宽胸理气；逆运内八卦：降气平喘
总筋		掌后腕横纹中点	揉总筋	清心经热，散结止痉，通调气机
精宁		手背第 4、5 掌骨歧缝间	掐精宁	行气破结、化痰

续表

特定穴	部位	定位	操作	功效
外八卦	上肢部穴位	掌背外劳宫周围，与内八卦对应	运外八卦	宽胸理气，通滞散结
乳旁	胸腹部穴位	乳头外旁开0.2寸	揉乳旁	宽胸理气，止咳化痰
胁肋		从腋下两胁至天枢穴水平	搓摩胁肋（按弦走搓摩）	顺气化痰，除胸闷，开积聚
腹		腹部	分推腹阴阳、摩腹	消食理气
肚角		脐下2寸（石门）旁开2寸之大筋	拿肚角	健脾和胃，理气消滞
脊柱	背腰部穴位	在后正中线上，第一胸椎至尾椎端呈一直线	推脊、捏脊	调阴阳，和脏腑，理气血，通经络

11. 小儿止咳化痰常用腧穴（表3-2-30）

表3-2-30　小儿止咳化痰常用腧穴

特定穴	部位	定位	操作	功效
脾经	上肢部穴位	拇指末节螺纹面或拇指桡侧缘，由指尖至指根呈一直线	清脾经	清热利湿，化痰止呕
肺经		无名指末节螺纹面或无名指掌面，由指尖至指根呈一直线	清肺经	宣肺清热，疏风解表，止咳化痰
掌小横纹		掌面小指根下，尺侧掌纹头	揉掌小横纹	清热散结，宽胸宣肺，化痰止咳

续表

特定穴	部位	定位	操作	功效
内八卦	上肢部穴位	手掌面，以掌心为圆心，从圆心至中指根横纹的 2/3 为半径作圆周，八卦穴即在此圆周上（对小天心者为坎，对中指者为离，在拇指侧离至坎半圆的中心为震，在小指侧半圆的中心为兑）。共八个方位，即乾、坎、艮、震、巽、离、坤、兑	顺运内八卦	宽胸理气，止咳化痰
大横纹		仰掌，掌后横纹。近拇指端称阳池，近小指端称阴池	合手阴阳	行痰散结
精宁		手背第 4、第 5 掌骨歧缝间	掐精宁	行气，破结、化痰
肘肘		在肘关节尺骨鹰嘴处	摇肘肘、掐肘肘、揉肘肘	通经活络，顺气生血，化痰
乳旁	胸腹部穴位	乳头旁开 0.2 寸	揉乳旁	宽胸理气，止咳化痰
胁肋		从腋下两胁至天枢穴水平	搓摩胁肋	理气化痰，除胸闷，开积聚

12. 小儿镇静安神常用腧穴（表3-2-31）

表3-2-31　小儿镇静安神常用腧穴

特定穴	部位	定位	操作	功用
天庭	头面部穴位	头正中线，入前发际0.5寸	掐捣天庭、揉天庭	祛风通络，镇惊安神
天心		前额中部，天庭与眉心连线中点处	掐天心、揉天心	醒脑安神
山根		两目内眦中间，鼻梁上低凹处	掐山根	开关窍，醒目定神
准头		鼻尖端	掐准头	祛风镇惊
肝经	上肢部穴位	食指末节螺纹面或食指掌面，由指尖至指根呈一直线	清肝经	平肝泻火，熄风镇惊，解郁除烦
小天心		大小鱼际交接处凹陷中	揉小天心、掐小天心、捣小天心	揉小天心：清热，镇惊，利尿，明目；掐、捣小天心：镇惊安神
总筋		掌后腕横纹中点	掐总筋	镇惊止痉
五指节	上肢部穴位	掌背五指近侧指间关节	掐揉五指节	安神镇惊，祛风痰，通关窍
螺蛳骨		屈肘，掌心向胸，尺骨小头桡侧缘骨缝中	捏螺蛳骨	健脾，镇惊

13. 小儿开窍醒神常用腧穴（表3-2-32）

表3-2-32　小儿开窍醒神常用腧穴

特定穴	部位	定位	操作	功效
天门（攒竹）	头面部穴位	两眉中间至前发际线呈一条直线	开天门、大开天门	疏风解表，开窍醒脑，通鼻窍
坎宫		自眉心起至眉梢呈一横线	推坎宫（分推阴阳）	疏风解表，醒脑明目，止头痛
天心		前额正中，天庭与眉心连线中点处	掐天心	醒脑安神
眉心（印堂）		两眉内侧端连线中点处	掐眉心	祛风通窍，明目醒神
山根		两目内眦中间，鼻梁上低凹处	掐山根	开关窍，醒目定神
人中		人中沟中线上1/3与下2/3交界处	掐人中	醒神开窍
牙关（颊车）		下颌角前上方一横指，用力咀嚼时，咬肌隆起处	按揉牙关	开窍醒神，疏风止痛
老龙	上肢部穴位	中指甲根后0.1处	掐老龙	醒脑开窍
端正		中指甲根两侧赤白肉际处	掐端正	醒神开窍，止血
威灵	上肢部穴位	手背无名指与小指掌指关节后凹陷中	掐威灵	开窍醒神
十王（十宣）		十指尖指甲内赤白肉际处	掐十王	清热，开窍，醒神

151

（三）小儿推拿腧穴临床应用（表 3-2-33）

表 3-2-33　小儿推拿腧穴临床应用

病名	分型	临床表现	操作	功效
感冒		基础方	开天门、推坎宫、运太阳各 50 次	开通经络，疏风解表
			清肺经 200 次	宣肺止咳
			黄蜂入洞 50 次	祛风寒，通鼻窍
			拿风池 5 次	发汗解肌
	风寒	恶风寒重，头痛，无汗，鼻塞，流清涕。舌质淡红，苔薄白，脉浮紧，指纹浮红	揉外劳宫、推三关各 100 次	加强散寒
			掐揉二扇门 100 次	发汗解表
			运内八卦、推膻中各 50 次	行气护卫，宣发肺卫之气
	风热	发热重，微汗出，口干，鼻流黄涕，咳嗽痰黄黏，咽红或肿，恶风头痛。舌红苔薄黄，脉浮数，指纹浮紫	揉耳后高骨 50 次	疏风清热，镇静安神
			揉迎香 50 次	清通肺卫
			清天河水 200 次	解表除烦
			分推膻中、肺俞各 50 次	肃肺止咳
	暑湿	发热无汗，头痛鼻塞，身重困倦，咳嗽不剧，胸闷呕恶，食欲不振或有呕吐泄泻。舌红苔黄腻，指纹浮红，脉数	扫散头部	清利头目，祛风醒脑
			补脾经 200 次，运内八卦、推三关各 100 次	健脾通络化湿
			退六腑、清天河水各 100 次	清热解暑
			揉中脘 200 次、分腹阴阳 50 次	降逆止呕

续表 1

病名	分型	临床表现	操作	功效
感冒	时行	全身症状较重，壮热嗜睡，汗出热不解，目赤咽红，肌肉酸痛或有恶心呕吐，或见疹点散布。舌红苔黄，指纹浮紫，脉数	退六腑 200 次	清热解毒
			清天河水 200 次	辛凉发散
			补脾经 300 次、清胃经 200 次、清大肠、揉板门各 100 次、揉足三里 50 次	健运脾胃
咳嗽		基础方	清肺经 200 次	疏风解表
			运内八卦、推揉膻中、揉擦肺俞各 100 次	清肺化痰，宽胸理气止咳
	风热	咳嗽有痰，痰黄黏稠，不易咳出，鼻流浊涕，咽喉肿痛，发热汗出，大便秘结，小便黄数。舌红，苔薄黄，脉浮数，指纹浮紫	开天门、推坎宫、揉太阳各 200 次	疏风解表
			退六腑、清天河水 200 次	清热宣肺
			揉掌小横纹 100 次	止咳化痰，宽胸理气
	风寒	冬春多发，咳嗽有痰，咯痰稀薄，鼻塞，流涕，恶寒发热，头痛。舌淡红苔薄白，脉浮紧，指纹浮红	开天门、推坎宫、揉太阳各 200 次	开通经络，疏风解表
			推三关、揉外劳宫、揉掌小横纹各 100 次	温阳散寒，宣肺止咳
	内伤	干咳少痰，久咳不止，伴手足心热，午后潮热，口渴咽干，食欲不振，形体消瘦，倦怠乏力。舌红苔少乏津，脉细数，指纹紫滞	补肺经、补脾经各 200 次	健脾补肺
			揉乳根乳旁、揉肺俞各 100 次	宣肺止咳
			揉中脘、足三里各 100 次	健脾助运
			气虚久咳＋补肾经、推三关各 200 次	益气止咳平喘
			阴虚久咳＋揉二人上马 200 次	滋阴补液

病名	分型	临床表现	操作	功效
发热		基础方	推肺经、清天河水、退六腑各300次	宣肺清热
	外感发热	偏于风寒者可见发热，恶风寒，头痛，无汗，鼻塞，流涕，舌质淡红，苔薄白，脉浮紧，指纹鲜红；偏于风热者可见发热，微汗出，口干，鼻流黄涕，苔薄黄，脉浮数，指纹红紫	清肺经300次	宣肺清热
			开天门、推坎宫、揉太阳各30次	疏风解表，发散外邪
			风寒＋推三关200次、掐揉二扇门30次、掐风池5次	发汗解表，祛风散寒
			风热＋推脊100次	清热解表
	阴虚内热	午后发热，手足心热，形瘦神疲，盗汗，食纳减少。舌红苔薄，脉细数无力，指纹淡紫	补肺经、揉二人上马各300次	滋肾养肺，滋补阴液
			运内劳宫200次	清虚热
			补脾经300次、按揉足三里200次	健脾和胃
			推涌泉300次	退虚热
	肺胃实热	高热，面红，气促，不思饮食，便秘烦躁，渴而引饮。舌红苔燥，脉数有力，指纹红紫；肛周红	清肺经、清胃经各300次	清肺、胃两经实热
			清大肠300次、揉天枢100次	疏调肠腑结滞以通便泻火
			揉板门50次、运内八卦100次	理气消食
	气虚发热	劳累后发热，低热，语声低微，懒言乏力，动则自汗，食欲不振，形体消瘦。舌质淡，苔薄白，脉虚弱或沉细无力，指纹色淡	补肺经、补脾经各200次	健脾补肺
			运内八卦、揉足三里、揉脾俞、肺俞各200次	健脾益气
			摩腹、分腹阴阳各200次	理气消食

续表 3

病名	分型	临床表现	操作	功效
呕吐	基础方		补脾经 200 次、揉中脘 100 次	健脾和胃以助运化
			横纹推向板门 200 次、分腹阴阳 100 次	降逆止呕
			运内八卦 200 次	宽胸理气
	伤食吐	呕吐酸馊频繁，口气秽臭，胸闷厌食，肚腹胀满，大便酸臭，或溏或秘。舌苔厚腻，脉滑，指纹滞	揉板门 200 次	消食导滞
			揉足三里 200 次	健脾和胃
	热吐	食入即吐，呕吐物酸臭，身热烦渴，烦躁不安，大便臭秽或秘结，小便黄赤，唇色红而干。舌苔黄腻，指纹色红	清脾经、清胃经、推天柱骨各 200 次	清中焦积热，和胃降逆止呕
			退六腑 200 次	加强清热作用
			清大肠、推下七节骨各 100 次	泻热通便以降胃气
	寒吐	饮食稍多即吐，时作时止，呕吐完谷不化，面色㿠白，四肢欠温，腹痛喜暖，大便溏薄。舌淡薄白，指纹色红	推天柱骨 200 次	和胃降逆、祛寒止呕
			推三关、揉外劳宫各 100 次	温中散寒

病名	分型	临床表现	操作	功效
便秘	基础方		清补脾经、摩腹、按揉足三里各 200 次，捏脊 20 次	健脾调中
			按揉膊阳池 100 次	通腑泄浊
	实秘	大便干结，食少，腹胀腹痛，口干口臭，面红身热，心烦不安，多汗，时欲饮冷，小便短赤，苔黄厚，指纹色紫，为胃肠积热；大便干涩，难以排出，腹中攻满，喜温恶寒，四肢不温，或呃逆呕吐。苔白指纹色淡，为阴寒积滞	清大肠 300 次、退六腑 200 次、推下七节骨 100 次	消积导滞
			运内八卦 200 次、搓摩胁肋 20 次	疏肝理气，调理脾胃
	虚秘	虽有便意，但临厕努挣难排，汗出，气短乏力，面白神疲，肢倦懒言。苔薄白，指纹色淡，为气虚便秘；大便干结，努挣难下，面白无华，口干心烦，潮热盗汗，为血虚津亏之便秘	补脾经、推三关各 300 次	健脾调中，益气养血
			补肾经、清大肠各 200 次、揉二人上马 20 次	滋阴润燥

病名	分型	临床表现	操作	功效
泄泻		基础方	补脾经、补大肠、摩腹各 300 次	健脾益气化湿
			揉天枢 300 次、推上七节骨、揉龟尾各 100 次	理肠止泻
	寒湿泻	泻下清稀，甚至如水样，色淡不臭，腹痛肠鸣，脘闷食少，或兼有恶寒发热，鼻塞头痛，小便清长。苔薄白或白腻，脉濡缓，指纹色红	推三关、揉外劳宫各 300 次	温中散寒
	湿热泻	大便水样，或如蛋花汤样，气味秽臭，或见少许黏液，泻下急迫，势如水注，或泻而不爽，腹痛时作，食欲不振，或伴呕恶，神疲乏力，或发热烦躁，口渴，小便短赤。舌质红，苔黄腻，脉滑数，指纹紫	清大肠、退六腑各 200 次	清泻肠道湿热
			清胃经、清补脾经各 200 次	清泻脾胃湿热
	伤食泻	腹痛肠鸣，泻后痛减，大便稀溏，夹有乳凝块或食物残渣，气味酸臭，或臭如败卵，脘腹痞满，嗳气酸馊，或有呕吐，不思乳食，夜卧不安。舌苔垢浊或厚腻，或微黄，脉滑实，指纹滞	清大肠、退六腑、清胃经各 300 次	清胃热，消积滞
			运内八卦 300 次	消宿食，降胃逆
			推下七节骨 100 次	通腑泄浊

病名	分型	临床表现	操作	功效
泄泻	脾虚泻	大便时溏时泻，色淡不臭，多于食后作泻，时轻时重，反复发作，稍有饮食不慎，大便次数即增多，夹见水谷不化，脘腹胀闷不舒，面色萎黄，肢倦乏力，形体消瘦，舌淡苔白，脉缓弱，指纹淡	揉外劳宫200次	温中健脾
			捏脊20次	温阳消食
积滞	基础方		补脾经、按揉足三里各100次	健脾助运
			顺时针摩腹300次，揉板门200次，推四横纹100次	消食导滞，理气调中
	乳食内伤	不思乳食，嗳腐酸馊或呕吐食物、乳片，脘腹胀满或疼痛拒按，大便酸臭甚至臭如败卵，烦躁啼哭，夜眠不安，手足心热。舌质红，苔白厚或黄厚腻，脉象弦滑，指纹紫滞	清胃经、清大肠、揉中脘、揉天枢各300次	消食导滞，疏调肠胃积滞
			清脾经300次	健脾开胃，消食和中
	脾虚夹积	面色萎黄，形体消瘦，神疲肢倦，不思乳食，食则饱胀，腹满喜按，大便稀溏酸腥，夹有乳片或不消化食物残渣。舌质淡，苔白腻，脉沉细而滑，指纹淡滞	推三关300次、揉中脘200次、捏脊20次	温中健脾，补益气血

病名	分型	临床表现	操作	功效
遗尿		基础方	补肾经、揉膀胱俞各200次，擦腰骶部透热为度	温补肾气，固涩下元
			按揉百会100次	醒脑调神，升阳举陷
	肺脾气虚	夜间遗尿，日间尿频量多，经常感冒，面色少华，神疲乏力，纳呆，大便溏薄。舌质淡红，苔薄白，脉沉无力	补脾经、补肺经、推三关各300次	健脾益气，补肺脾之气虚
			揉丹田100次	温补肾气，固涩下元
	肾阳不足	寐中多遗，小便清长，面色苍白，四肢不温，智力较同龄儿稍差。舌质淡，苔白滑，脉沉无力	揉丹田、揉肾俞、揉命门各200次	温补肾气以壮命门之火，固涩下元
			推三关、揉外劳宫各200次	温阳散寒以加强温补肾气，固涩下元之力
	心肾不交	梦中遗尿，寐不安宁，烦躁叫嚷，白天多动少静，或五心烦热，形体消瘦。舌质红，苔薄少津，脉细数	清心经、清小肠各300次	清心经热
			清天河水、揉二人上马各200次	清热滋阴
			捣小天心、揉五指节各100次	镇心安神
			按揉三阴交200次	固摄膀胱，通调水道

续表 8

病名	分型	临床表现	操作	功效
遗尿	肝经湿热	寐中遗尿，小便量少色黄，性情急躁，梦多。舌质红，苔黄腻，脉滑数	清肝经、清心经、清小肠各 300 次	清热利湿，湿热自小便而解
			清天河水、揉二人上马、揉内劳宫各 200 次	清热滋阴
			按揉三阴交 200 次	固摄膀胱，通调水道
夜啼		基础方	清肝经、清肺经各 300 次	安魂定魄
			揉五指节 20 次，掐五指节 5 次	镇惊安神
	脾寒	入夜啼哭，下半夜尤甚，啼声低弱，时哭时止。伴睡喜蜷缩，面色青白，四肢欠温，食少便溏，小便清长。舌淡红，苔薄白，脉沉细，指纹淡红	补脾经 300 次，摩腹 10 分钟	温中健脾
			揉外劳宫 300 次	温中散寒，止腹痛
	心热	哭声响亮不休。见灯火则啼哭愈甚，烦躁不安，面赤唇红。伴小便短赤，或大便秘结。舌尖红，苔白。脉数有力，指纹青紫	清心经、清小肠、揉内劳宫各 100 次	清心经积热
			清天河水 50 次	清热除烦
	惊恐	夜间突然啼哭，或睡中时作惊惕，神情不安，唇与面色乍青乍白，紧跟母怀。脉、舌多无异常变化，或夜间脉来弦数，指纹色青	清心经 300 次、推攒竹 20 次、掐小天心 5 次、捣小天心 20 次	镇静安神

第三节　经络腧穴记忆细数

经络腧穴记忆细数（表 3-1-16）。

表 3-1-16　经络腧穴记忆细数

循行最复杂的经脉	足少阳胆经
分支最多的经脉	足阳明胃经
腧穴最多的经脉	足太阳膀胱经
腧穴最少的经脉	手少阴心经、手厥阴心包经
募穴分布最多的经脉	任脉
郄穴分布最多的经脉	足少阴肾经
联系脏腑最多的经脉	足少阴肾经
头部穴位最多的经脉	足少阳胆经
循行过阴器的经脉	足厥阴肝经

第二部分

腧穴的临床应用

第四章　局部取穴

局部选穴是指选取病痛所在部位或邻近部位的腧穴。这一选穴原则的依据是腧穴普遍具有近治作用的特点，体现了"腧穴所在，主治所在"的治疗规律。

第一节　头部诸穴

一、头部诸穴

（一）头顶部（表 4-1-1、表 4-1-2、图 4-1-1）

表 4-1-1　头顶部经络穴位概述

经络	腧穴	局部应用主治
督脉（GV）	百会、前顶、囟会、后顶	头痛、眩晕及癫狂痫、失眠、健忘等精神、情志类疾病
经外奇穴（EX）	四神聪	
足太阳膀胱经（BL）	承光、通天、络却	
足少阳胆经（GB）	正营、承灵	

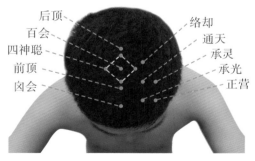

图 4-1-1　头顶部穴位

表 4-1-2 头顶部穴位临床应用

穴位	归经	定位	局部应用主治	刺灸法
百会 （GV20）	督脉	前发际正中直上 5 寸	头痛、眩晕、中风失语、癫狂、脱肛、泄泻、子宫脱垂、健忘、不寐	平刺 0.5～0.8 寸
四神聪 （EX-HN1）	经外奇穴	百会前后左右各 1 寸，共 4 穴	头痛、眩晕、失眠、健忘、癫痫	平刺 0.5～0.8 寸
前顶 （GV21）	督脉	前发际正中直上 3.5 寸	头痛、眩晕、鼻渊、癫痫	平刺 0.5～0.8 寸
囟会 （GV22）	督脉	前发际正中直上 2 寸	头痛、眩晕、鼻渊、癫痫、小儿惊风	平刺 0.5～0.8 寸，小儿前囟未闭者禁针
后顶 （GV19）	督脉	后发际正中直上 5.5 寸（脑户上 3 寸）	头痛、眩晕、癫狂、痫证	平刺 0.5～0.8 寸
承光 （BL6）	足太阳膀胱经	前发际正中直上 2.5 寸，后正中线旁开 1.5 寸	头痛、目眩、鼻塞多涕	平刺 0.3～0.5 寸
通天 （BL7）	足太阳膀胱经	前发际正中直上 4 寸，旁开 1.5 寸	头痛、头重、眩晕、鼻塞、鼻渊	平刺 0.3～0.5 寸
络却 （BL8）	足太阳膀胱经	前发际正中直上 5.5 寸，旁开 1.5 寸	眩晕、耳鸣、鼻塞、癫狂	平刺 0.3～0.5 寸
正营 （GB17）	足少阳胆经	前发际上 2.5 寸，瞳孔直上	头痛、目眩、唇吻强急、齿痛	平刺 0.5～0.8 寸
承灵 （GB18）	足少阳胆经	前发际上 4 寸，瞳孔直上	头痛、眩晕、目痛、鼻塞、鼽衄	平刺 0.5～0.8 寸

（二）头侧部（表 4-1-3、表 4-1-4、图 4-1-2）

表 4-1-3　头侧部经络穴位概述

经络	腧穴	局部应用主治
足阳明胃经（ST）	头维	肝、胆经病变所致头痛（主要为偏侧头痛）、眩晕、目赤肿痛以及耳鸣、耳聋等疾病
足少阳胆经（GB）	颔厌、悬颅、悬厘、曲鬓、率谷、天冲、浮白、头窍阴、完骨	

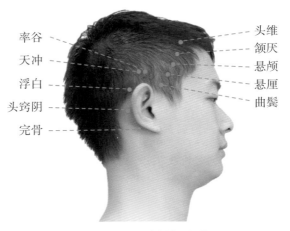

图 4-1-2　头侧部穴位

表 4-1-4　头侧部穴位临床应用

穴位	归经	定位	局部应用主治	刺灸法
头维（ST8）	足阳明胃经	额角发际直上0.5 寸，头正中线旁开 4.5 寸	头痛、目眩、迎风流泪、眼睑瞤动、视物不明、目痛	向后平刺 0.5～1寸，或横刺透率谷

穴位	归经	定位	局部应用主治	刺灸法
颔厌 （GB4）	足少阳胆经	从头维至曲鬓弧形连线（其弧形与鬓发弧度相应）的上 1/4 与下 3/4 交点处	偏头痛、目眩、耳鸣、眩晕	平刺 0.5～0.8 寸
悬颅 （GB5）	足少阳胆经	从头维至曲鬓弧形连线（其弧形与鬓发弧度相应）的中点处	偏头痛、目赤肿痛、齿痛、热病	平刺 0.5～0.8 寸
悬厘 （GB6）	足少阳胆经	从头维至曲鬓弧形连线（其弧形与鬓发弧度相应）的上 3/4 与下 1/4 交点处	偏头痛、目赤肿痛、耳鸣、热病	平刺 0.5～0.8 寸
曲鬓 （GB7）	足少阳胆经	耳前鬓角发际后缘的垂线与耳尖水平线的交点处	头痛、齿痛、牙关紧闭	平刺 0.5～0.8 寸
率谷 （GB8）	足少阳胆经	耳尖直上入发际 1.5 寸	偏正头痛、眩晕、耳聋、呕吐、小儿惊风	平刺 0.5～1 寸
天冲 （GB9）	足少阳胆经	耳根后缘直上，入发际 2 寸	头痛、牙龈肿痛、癫疾	平刺 0.5～0.8 寸
浮白 （GB10）	足少阳胆经	耳后乳突的后上方，从天冲与完骨的弧形连线（其弧度与耳郭弧度相应）的上 1/3 与下 2/3 交点处	头痛、耳鸣、耳聋、目痛	平刺 0.5～0.8 寸

续表 2

穴位	归经	定位	局部应用主治	刺灸法
头窍阴（GB11）	足少阳胆经	耳后乳突的后上方，从天冲与完骨的弧形连线（其弧度与耳郭弧度相应）的上 2/3 与下 1/3 交点处	头痛、耳鸣、耳聋、颈项强痛	平刺 0.5～0.8 寸
完骨（GB12）	足少阳胆经	耳后乳突的后下方凹陷中	头痛、颈项强痛、齿痛、口㖞、疟疾、癫痫、咽喉肿痛、中风、口眼㖞斜	斜刺 0.5～0.8 寸

（三）头后部（表 4-1-5、表 4-1-6、图 4-1-3）

表 4-1-5　头后部经络穴位概述

经络	腧穴	局部应用主治
督脉（GV）	强间、脑户、风府、哑门	头痛、眩晕、颈项强痛等外感病证，以及中风、癫狂痫等疾病
足太阳膀胱经（BL）	玉枕、天柱	
足少阳胆经（GB）	脑空、风池	

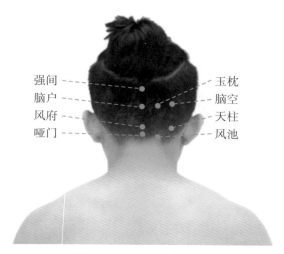

强间 — — 玉枕
脑户 — — 脑空
风府 — — 天柱
哑门 — — 风池

图 4-1-3　头后部穴位

表 4-1-6　头后部穴位临床应用

穴位	归经	定位	局部应用主治	刺灸法
强间 （GV18）	督脉	后发际正中直上4寸	头痛、目眩、项强、癫痫	平刺0.5~0.8寸
脑户 （GV17）	督脉	枕外隆凸的上缘凹陷处	头痛、头晕、项强、失音、癫痫	平刺0.5~0.8寸
风府 （GV16）	督脉	枕外隆凸直下，两侧斜方肌之间凹陷中	头痛、项强、眩晕、咽喉肿痛、失音、癫狂、中风	直刺或向下斜刺0.5~1寸，不可深刺，以免伤及深部延髓
哑门 （GV15）	督脉	第2颈椎棘突上际凹陷中，后正中线上	暴暗、舌强不语、癫狂痫、头痛、项强	直刺或向下斜刺0.5~1寸，不可向上斜刺或深刺，因为深部接近延髓，必须严格掌握针刺的角度和深度

续表

穴位	归经	定位	局部应用主治	刺灸法
玉枕（BL9）	足太阳膀胱经	横平枕外隆凸上缘，后发际线正中旁开1.3寸	头痛、目痛、鼻塞、呕吐	平刺0.3～0.5寸
天柱（BL10）	足太阳膀胱经	横平第2颈椎棘突上际，斜方肌外缘凹陷中（后发际正中直上0.5寸，斜方肌外缘凹陷中）	头痛、项强、眩晕、目赤肿痛、肩背痛、鼻塞	直刺或斜刺0.5～0.8寸，不可向内上方深刺
脑空（GB19）	足少阳胆经	横平枕外隆凸的上缘，风池直上	头痛、目眩、颈项强痛、癫狂痫	平刺0.3～0.5寸
风池（GB20）	足少阳胆经	枕骨之下，胸锁乳突肌上端与斜方肌上端之间的凹陷中	头痛、眩晕、目赤肿痛、鼻渊、鼻衄、耳鸣、耳聋、颈项强痛、感冒、癫痫、中风、热病	针尖微下，向鼻尖或下巴斜刺0.8～1.2寸，或平刺透风府穴，深部为延髓，必须严格掌握针刺的角度和深度

（四）额头部（表4-1-7、表4-1-8、图4-1-4）

表4-1-7　额头部经络穴位概述

经络	腧穴	局部应用主治
督脉（GV）	神庭、上星	头痛、眩晕、眼疾、鼻疾、惊风、癫痫等
足太阳膀胱经（BL）	眉冲、曲差、五处	
足少阳胆经（GB）	头临泣、本神	

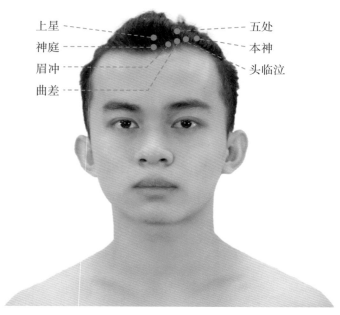

上星 ---
神庭 ---
眉冲 ---
曲差 ---

--- 五处
--- 本神
--- 头临泣

图 4-1-4　额头部穴位

表 4-1-8　额头部穴位临床应用

穴位	归经	定位	局部应用主治	刺灸法
神庭 （GV24）	督脉	前发际正中 直上 0.5 寸	头痛、眩晕、失眠、鼻渊、癫痫、呕吐	平刺 0.5～0.8 寸
上星 （GV23）	督脉	前发际正中 直上 1 寸	头痛、目痛、鼻渊、鼻衄、癫狂、疟疾、热病	平刺 0.5～0.8 寸
眉冲 （BL3）	足太阳膀胱经	额切迹直上入发际 0.5 寸	头痛、眩晕、目视不明、鼻塞	平刺 0.3～0.5寸，不宜灸

续表

穴位	归经	定位	局部应用主治	刺灸法
曲差 （BL4）	足太阳 膀胱经	前发际正中 直上 0.5 寸， 旁开 1.5 寸	头痛、眩晕、 目视不明、目 痛、鼻塞	平刺 0.5～0.8 寸
五处 （BL5）	足太阳 膀胱经	前发际正 中直上 1 寸， 旁开 1.5 寸	头痛、目眩、 目视不明	平刺 0.3～0.8 寸
头临泣 （GB15）	足少阳 胆经	前发际上 0.5 寸，瞳孔 直上	头痛、眩晕、 流泪、鼻塞、 小儿惊痫	平刺 0.5～0.8 寸
本神 （GB13）	足少阳 胆经	前发际上 0.5 寸，头 正中线旁开 3 寸	头痛、目眩、 癫痫、小儿惊 风、颈项强痛	平刺 0.5～0.8 寸

二、面颊诸穴

（一）眼眶部（表 4-1-9、表 4-1-10、图 4-1-5）

表 4-1-9　眼眶部经络穴位概述

经络	腧穴	局部应用主治
经外奇穴（EX）	鱼腰、太阳、球后	前额、眉棱骨疼痛、 目眩、目视不明、目赤 肿痛、眼睑瞤动等目系 疾病以及面瘫
足太阳膀胱经（BL）	睛明、攒竹	
足少阳胆经（GB）	阳白、瞳子髎	
手少阳三焦经（TE）	丝竹空	
足阳明胃经（ST）	承泣、四白	
督脉（GV）	印堂	

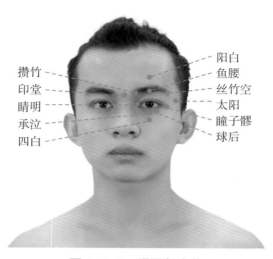

攒竹
印堂
睛明
承泣
四白

阳白
鱼腰
丝竹空
太阳
瞳子髎
球后

图 4-1-5　眼眶部穴位

表 4-1-10　眼眶部穴位临床应用

穴位	归经	定位	局部应用主治	刺灸法
印堂 （GV29）	督脉	两眉毛内侧端中间的凹陷中	头痛、眩晕、鼻衄、鼻渊、小儿惊风、失眠	提捏局部皮肤，平刺 0.3～0.5 寸
攒竹 （BL2）	足太阳膀胱经	眉头凹陷中，额切迹处	前额痛、眉棱骨痛、目眩、目视不明、目赤肿痛、近视、眼睑瞤动、面瘫	平刺 0.5～0.8 寸，不宜灸
鱼腰 （EX-HN4）	经外奇穴	瞳孔直上，眉毛中	眉棱骨痛、眼睑瞤动、眼睑下垂、目赤肿痛、口眼㖞斜、目翳	平刺 0.3～0.5 寸

穴位	归经	定位	局部应用主治	刺灸法
阳白 （GB14）	足少阳胆经	眉上 1 寸，瞳孔直上	头痛、目眩、目痛、视物模糊、眼睑瞤动	平刺 0.5～0.8 寸
丝竹空 （TE23）	手少阳三焦经	眉梢凹陷处	头痛、目赤肿痛、眼睑瞤动、齿痛、癫狂痫	平刺 0.5～1 寸，禁灸
太阳 （EX-HN5）	经外奇穴	眉梢与目外眦之间，向后约一横指的凹陷处	头痛、目疾、面痛	直刺或斜刺 0.3～0.5 寸，或点刺出血
睛明 （BL1）	足太阳膀胱经	目内眦内上方眶内侧壁凹陷中（闭目，在目内眦内上方 0.1 寸凹陷中）	目赤肿痛、迎风流泪、胬肉攀睛、视物不明、近视、夜盲、目翳	嘱闭目，医者左手轻推眼球向外侧固定，右手缓慢进针，紧靠眶缘直刺 0.3～0.5 寸；不宜灸。针刺本穴容易引起内出血，出针后需用消毒干棉球按压片刻。不捻转，不提插（或只轻微地捻转和提插）
瞳子髎 （GB1）	足少阳胆经	目外眦外侧 0.5 寸凹陷中	头痛、目赤肿痛、目翳、青盲	平刺 0.3～0.5 寸
承泣 （ST1）	足阳明胃经	眼球与眶下缘之间，瞳孔直下	眼睑瞤动、目赤肿痛、夜盲、口眼㖞斜、迎风流泪	紧靠眶下缘直刺 0.5～1 寸。针刺时，应缓慢进针，不宜提插，以防刺破血管，引起眶内出血。慎灸。

续表 2

穴位	归经	定位	局部应用主治	刺灸法
四白 （ST2）	足阳明 胃经	眶下孔 处	目赤痛痒、目 翳、眼睑润动、 迎风流泪、头面 疼痛、口眼㖞斜	直刺 0.3～0.5 寸
球后 （EX-HN7）	经外 奇穴	眶下缘 外 1/4 与 内 3/4 交 界处	目疾	轻压眼球向上， 向眶缘缓慢直刺 0.5～1.5 寸，不 提插

（二）鼻部（表 4-1-11、表 4-1-12、图 4-1-6）

表 4-1-11　鼻部经络穴位概述

经络	腧穴	局部应用主治
经外奇穴（EX）	上迎香	鼻渊、鼻衄、喘息等鼻 腔呼吸道疾病
督脉（GV）	印堂、素髎、水沟	
手阳明大肠经（LI）	迎香	

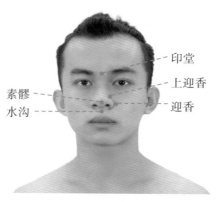

图 4-1-6　鼻部穴位

表 4-1-12　鼻部穴位临床应用

穴位	归经	定位	局部应用主治	刺灸法
印堂（GV29）	督脉	两眉毛内侧端中间的凹陷中	头痛、眩晕、鼻衄、鼻渊、小儿惊风、失眠	提捏局部皮肤，平刺0.3~0.5寸
素髎（GV25）	督脉	鼻尖的正中央	鼻渊、鼻衄	向上斜刺0.3~0.5寸，或点刺出血，不灸
上迎香（EX-HN8）	经外奇穴	在面部，鼻翼软骨与鼻甲的交界处，近鼻唇沟上端处	鼻渊、鼻部疮疖、头痛	向内平刺0.3~0.5寸
迎香（LI20）	手阳明大肠经	鼻翼外缘中点旁，鼻唇沟中	鼻塞不通、口喎、鼻衄、面痒、鼻息肉	直刺或向上斜刺0.3~0.5寸
水沟（GV26）	督脉	人中沟的上1/3与中1/3交点处	昏迷、昏厥、癫狂痫、小儿惊风、口角喎斜、腰脊强痛	向上斜刺0.3~0.5寸，或用指甲按掐，不灸

（三）耳部（表 4-1-13、表 4-1-14、图 4-1-7）

表 4-1-13　耳部经络穴位概述

经络	腧穴	局部应用主治
手少阳三焦经（TE）	耳门、耳和髎、角孙、颅息、瘛脉、翳风	头痛、耳鸣、耳聋等耳部疾患，目赤肿痛，以及口、齿疾病
手太阳小肠经（SI）	听宫	
足少阳胆经（GB）	听会	

177

耳屏前三穴归经记忆方法：

屏前有个三小姐（三焦经、小肠经、胆经）

出门入宫会官军（耳门、听宫、听会）

上官下官夹车迎（上关、下关、颊车、大迎）

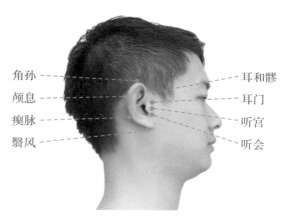

角孙　　　　　　　　　　　　耳和髎

颅息　　　　　　　　　　　　耳门

瘈脉　　　　　　　　　　　　听宫

翳风　　　　　　　　　　　　听会

图 4-1-7　耳部穴位

表 4-1-14　耳部穴位临床应用

穴位	归经	定位	局部应用主治	刺灸法
耳门 （TE21）	手少阳 三焦经	耳屏上切际与下颌骨髁状突之间的凹陷中	耳鸣、耳聋、聤耳、齿痛	微张口，直刺0.5～1寸
听宫 （SI19）	手太阳 小肠经	耳屏正中与下颌骨髁状突之间的凹陷中	耳鸣、耳聋、聤耳、齿痛、癫狂痫	张口，直刺1～1.5寸
听会 （GB2）	足少阳 胆经	耳屏间切迹与下颌骨髁状突的凹陷中	耳鸣、耳聋、聤耳、面痛、齿痛、口㖞	微张口，直刺0.5～0.8寸

178

续表

穴位	归经	定位	局部应用主治	刺灸法
耳和髎 （TE22）	手少阳 三焦经	鬓发后缘，耳郭根的前方，颞浅动脉的后缘	头痛、耳鸣、牙关紧闭	避开动脉，斜刺或平刺 0.3～0.5 寸
角孙 （TE20）	手少阳 三焦经	耳尖正对发际处	颊肿、目翳、齿痛、项强	平刺 0.3～0.5 寸
颅息 （TE19）	手少阳 三焦经	角孙与翳风沿耳轮弧形连线的上 1/3 与下 2/3 的交点处	头痛、耳鸣、耳聋、小儿惊风	平刺 0.3～0.5 寸
瘈脉 （TE18）	手少阳 三焦经	角孙与翳风沿耳轮弧形连线的上 2/3 与下 1/3 的交点处	头痛、耳鸣、耳聋、小儿惊风	平刺 0.3～0.5 寸，或点刺出血
翳风 （TE17）	手少阳 三焦经	乳突下端前方凹陷中	耳鸣、耳聋、口眼㖞斜、牙关紧闭、齿痛、颊肿、瘰疬	直刺 0.5～1 寸

（四）口部（表 4-1-15、表 4-1-16、图 4-1-8）

表 4-1-15　口部经络穴位概述

经络	腧穴	局部应用主治
督脉（GV）	水沟、兑端、龈交	口、齿疾病
任脉（CV）	承浆	
手阳明大肠经（LI）	口禾髎	
足阳明胃经（ST）	地仓	
经外奇穴（EX）	金津、玉液	

179

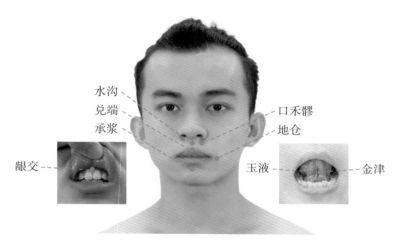

图 4-1-8　口部穴位

表 4-1-16　口部穴位临床应用

穴位	归经	定位	局部应用主治	刺灸法
水沟（GV26）	督脉	人中沟的上 1/3 与中 1/3 交点处	昏迷、昏厥、癫狂痫、小儿惊风、口角㖞斜、腰脊强痛	向上斜刺 0.3～0.5 寸，或用指甲按掐，不灸
兑端（GV27）	督脉	上唇结节的中点	癫狂、齿龈肿痛、口㖞、口噤	向上斜刺 0.2～0.3 寸，不灸
承浆（CV24）	任脉	在面部，颏唇沟的正中凹陷处	口㖞、齿龈肿痛、流涎、暴喑、癫狂	斜刺 0.3～0.5 寸
口禾髎（LI19）	手阳明大肠经	横平人中沟的上 1/3 与下 2/3 交点处，鼻孔外缘直下	口㖞、鼻塞不通、鼻衄	直刺 0.3～0.5 寸

续表

穴位	归经	定位	局部应用主治	刺灸法
地仓 （ST4）	足阳明胃经	口角旁开0.4寸（指寸）	口眼㖞斜、口角瞤动、齿痛、流涎、唇缓不收	斜刺或平刺0.5～0.8寸，或向迎香、颊车方向平刺1～2寸
龈交 （GV28）	督脉	上唇系带与上齿龈的相接处	癫狂、齿龈肿痛、口㖞、口臭、鼻渊	向上斜刺0.2～0.3寸，不灸
金津 （EX-HN12）	经外奇穴	舌下系带左侧静脉上	口疮、舌强、舌肿、呕吐、消渴	点刺出血
玉液 （EX-HN133）	经外奇穴	舌下系带右侧静脉上	口疮、舌强、舌肿、呕吐、消渴	点刺出血

（五）面颊部（表4-1-17、表4-1-18、图4-1-9）

表4-1-17　面颊部经络穴位概述

经络	腧穴	局部应用主治
足阳明胃经（ST）	四白、巨髎、地仓、下关、颊车、大迎	眼、耳、口、鼻等五官疾病，以及口眼㖞斜、颊肿、牙关紧闭、面肌痉挛等
手太阳小肠经（SI）	颧髎	
足少阳胆经（GB）	上关	

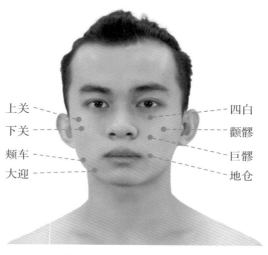

图 4-1-9 面颊部穴位

表 4-1-18 面颊部穴位临床应用

穴位	归经	定位	局部应用主治	刺灸法
四白 （ST2）	足阳明 胃经	眶下孔处	目赤痛痒、目翳、眼睑瞤动、迎风流泪、头面疼痛、口眼㖞斜	直刺 0.3～0.5 寸
巨髎 （ST3）	足阳明 胃经	横平鼻翼下缘，瞳孔直下	口眼㖞斜、眼睑瞤动、鼻衄、齿痛、面痛	直刺 0.3～0.5 寸
颧髎 （SI18）	手太阳 小肠经	颧骨下缘，目外眦直下凹陷中	口眼㖞斜、眼睑瞤动、齿痛、唇肿	直刺 0.3～0.5 寸，或斜刺 0.5～1 寸；可灸
地仓 （ST4）	足阳明 胃经	口角旁开0.4寸（指寸）	口眼㖞斜、口角瞤动、齿痛、流泪、唇缓不收	斜刺或平刺 0.5～0.8 寸，或向迎香、颊车方向平刺 1～2 寸

穴位	归经	定位	局部应用主治	刺灸法
上关 （GB3）	足少阳 胆经	颧弓上缘中央凹陷处	偏头痛、耳鸣、耳聋、聤耳、口眼㖞斜、齿痛、口噤	直刺0.5～1寸
下关 （ST7）	足阳明 胃经	颧弓下缘中央与下颌切迹之间的凹陷中	牙关紧闭、下颌疼痛、口㖞、面痛、齿痛、耳鸣、耳聋	直刺或斜刺0.5～1寸
颊车 （ST6）	足阳明 胃经	下颌角前上方一横指（中指）	口眼㖞斜、颊肿、齿痛、牙关紧闭、面肌痉挛	直刺0.3～0.5寸，或向地仓斜刺1.5～2寸
大迎 （ST5）	足阳明 胃经	下颌角前方，咬肌附着部的前缘凹陷中，面动脉搏动处	牙关紧闭、齿痛、口㖞、颊肿、面肿、面痛	避开动脉直刺0.3～0.5寸，或向地仓方向透刺

第二节 颈项部诸穴

一、颈部正面诸穴

颈部正面的穴位（表4-2-1、表4-2-2、图4-2-1）。

表4-2-1 颈部正面经络穴位概述

经络	腧穴	局部应用主治
任脉（CV）	廉泉、天突	咽喉肿痛、舌下肿痛等

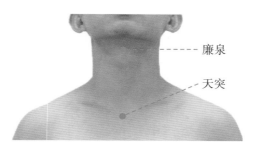

廉泉

天突

图 4-2-1 颈部正面穴位

表 4-2-2 颈部正面穴位临床应用

穴位	归经	定位	局部应用主治	刺灸法
天突 （CV22）	任脉	在颈前区，胸骨上窝中央，前正中线上	咳嗽、气喘、胸痛、咽喉肿痛、暴喑、瘿气、梅核气、噎膈	先直刺 0.2 寸，然后将针尖转向下方，紧靠胸骨后方刺入 1~1.5 寸
廉泉 （CV23）	任脉	在颈前区，喉结上方，舌骨上缘凹陷中，前正中线上	舌下肿痛、舌纵流涎、舌强不语、暴喑、喉痹、吞咽困难	向舌根斜刺 0.5~0.8 寸

二、颈部侧面诸穴

颈部侧面的穴位（表 4-2-3 至表 4-2-5，图 4-2-2）。

表 4-2-3 颈部侧面经络穴位概述

经络	腧穴	局部应用主治
足阳明胃经（ST）	人迎、气舍	咽喉肿痛、颈项强痛、瘰疬、瘿瘤、声音嘶哑等局部病症
手太阳小肠经（SI）	天容、水突、天窗	
手阳明大肠经（LI）	天鼎、扶突	
手少阳三焦经（TE）	天牖	

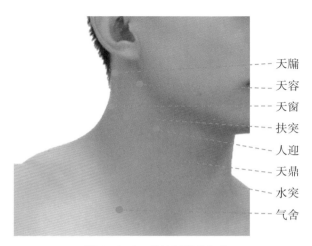

天牖

天容

天窗

扶突

人迎

天鼎

水突

气舍

图 4-2-2　颈部侧面穴位

表 4-2-4　颈部侧面穴位临床应用

穴位	归经	定位	局部应用主治	刺灸法
天容 （SI17）	手太阳 小肠经	下颌角后方，胸锁乳突肌的前缘凹陷中	耳鸣、耳聋、咽喉肿痛、颈项强痛	直刺 0.5～1 寸，不宜深刺
人迎 （ST9）	足阳明 胃经	横平喉结，胸锁乳突肌前缘，颈总动脉搏动处	咽喉肿痛、高血压、头痛、瘰疬、胸满气喘	避开颈总动脉直刺 0.3～0.8 寸；不宜灸
水突 （ST10）	足阳明 胃经	胸锁乳突肌前缘，当人迎与气舍连线的中点	咳逆上气、喘息不得卧、咽喉肿痛、呃逆、瘰疬、瘿瘤	直刺 0.3～0.8 寸
天鼎 （LI17）	手阳明 大肠经	横平环状软骨，胸锁乳突肌后缘	咽喉肿痛、暴喑、气梗、梅核气、瘰疬	直刺 0.5～0.8 寸

185

续表

穴位	归经	定位	局部应用主治	刺灸法
扶突 （LI18）	手阳明 大肠经	横平喉结，胸锁乳突肌前、后缘中间	咳嗽、气喘、咽喉肿痛、暴喑、瘰疬、瘿气	直刺 0.5～0.8 寸
天牖 （TE16）	手少阳 三焦经	横平下颌角，胸锁乳突肌的后缘凹陷中	头痛、头晕、目痛、耳聋、瘰疬、项强	直刺 0.5～1 寸
天窗 （SI16）	手太阳 小肠经	横平喉结，胸锁乳突肌的后缘	耳鸣、耳聋、咽喉肿痛、颈项强痛、暴喑	直刺或向下斜刺 0.3～0.5 寸
气舍 （ST11）	足阳明 胃经	锁骨上小窝，锁骨胸骨端上缘，胸锁乳突肌胸骨头与锁骨头中间的凹陷中	咽喉肿痛、喘息、呃逆、瘿气、瘰疬、颈项强痛	直刺 0.3～0.5 寸

表 4-2-5　颈部侧面穴位记忆技巧

	横平下颌角	横平喉结	横平环状软骨
胸锁乳突肌前缘	天容	人迎	水突
胸锁乳突肌 前、后缘之间	—	扶突	—
胸锁乳突肌后缘 *	天牖	天窗	天鼎

三、项部诸穴

项部穴位（表 4-2-6、表 4-2-7、图 4-2-3）。

表 4-2-6　头顶部经络穴位概述

经络	腧穴	局部应用主治
督脉（GV）	大椎	缓解局部颈项强痛
经外奇穴（EX）	颈夹脊、颈百劳、定喘	

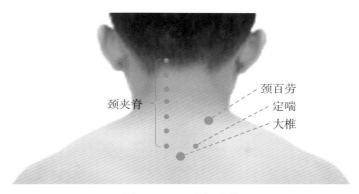

颈百劳

定喘

大椎

颈夹脊

图 4-2-3　项部穴位

表 4-2-7　项部穴位临床应用

穴位	归经	定位	局部应用主治	刺灸法
颈夹脊 （EX-B2）	经外奇穴	第 1 颈椎至第 7 颈椎棘突下两侧，后正中线旁开 0.5 寸	颈项强痛、心肺、胸部及上肢疾病	直刺 0.3～0.5 寸
颈百劳 （EX-HN15）	经外奇穴	第 7 颈椎棘突直上 2 寸，后正中线旁开 1 寸	颈项强痛、咳嗽、气喘、骨蒸潮热、盗汗	直刺 0.5～1 寸
大椎 （GV14）	督脉	第 7 颈椎棘突下凹陷中，后正中线上	热病、疟疾、咳嗽、气喘、骨蒸盗汗、头痛项强、肩背痛、风疹	直刺 0.5～1 寸
定喘 （EX-B1）	经外奇穴	横平第 7 颈椎棘突下，后正中线旁开 0.5 寸	哮喘、咳嗽、肩背痛	直刺 0.5～0.8 寸

第三节　胸腹部诸穴

胸腹部穴位（图4-3-1）。

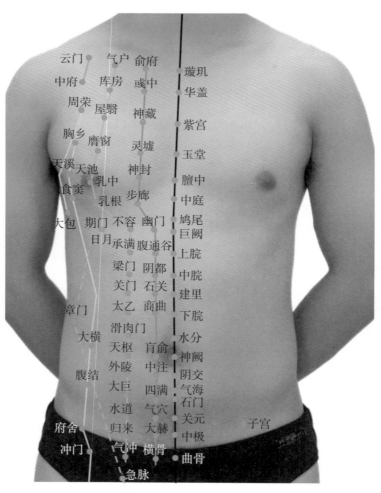

图4-3-1　胸腹部穴位

一、胸部诸穴

胸部穴位（表4-3-1至表4-3-3）。

表4-3-1　胸部经络穴位概述

经络	腧穴	局部应用主治
手太阴肺经（LU）	中府、云门	
足阳明胃经（ST）	缺盆、气户、库房、屋翳、膺窗、乳中、乳根	咳嗽、气喘、胸痛、胁痛、心悸、呕吐、乳痈、乳汁少等胸部疾病
足太阴脾经（SP）	周荣、胸乡、天溪、食窦、渊腋、辄筋、大包	
足少阴肾经（KI）	俞府、彧中、神藏、灵墟、神封、步廊	
足厥阴肝经（LR）	期门、章门	
足少阳胆经（GB）	日月、带脉	
任脉（CV）	璇玑、华盖、紫宫、玉堂、膻中、中庭	

表4-3-2　胸部穴位临床应用

穴位	归经	定位	局部应用主治	刺灸法
璇玑（CV21）	任脉	胸骨上窝下1寸，前正中线上	咳嗽、气喘、胸痛、咽喉肿痛	平刺0.3～0.5寸
华盖（CV20）	任脉	横平第1肋间，前正中线上	咳嗽、气喘、胸胁胀痛	平刺0.3～0.5寸
紫宫（CV19）	任脉	横平第2肋间，前正中线上	咳嗽、气喘、胸痛	平刺0.3～0.5寸
玉堂（CV18）	任脉	横平第3肋间，前正中线上	咳嗽、气喘、胸痛、呕吐	平刺0.3～0.5寸

穴位	归经	定位	局部应用主治	刺灸法
膻中 （CV17）	任脉	横平第 4 肋间，前正中线上	咳嗽、气喘、胸痛、心悸、乳少、呕吐、噎膈	平刺 0.3～0.5 寸
中庭 （CV16）	任脉	胸剑结合中点处，前正中线上	胸胁胀痛、心痛、呕吐	斜刺 0.3～0.5 寸
俞府 （KI27）	足少阴肾经	锁骨下缘，前正中线旁开2寸	咳嗽、气喘、胸痛、呕吐	斜刺或平刺0.5～0.8 寸
彧中 （KI26）	足少阴肾经	第 1 肋间隙，前正中线旁开 2 寸	咳嗽、气喘、胸胁胀满	斜刺或平刺0.5～0.8 寸
神藏 （KI25）	足少阴肾经	第 2 肋间隙，前正中线旁开 2 寸	咳嗽、气喘、胸痛、烦满、呕吐、厌食	斜刺或平刺0.5～0.8 寸
灵墟 （KI24）	足少阴肾经	第 3 肋间隙，前正中线旁开 2 寸	咳嗽、气喘、痰多、胸胁胀痛、呕吐、乳痈	斜刺或平刺0.5～0.8 寸
神封 （KI23）	足少阴肾经	第 4 肋间隙，前正中线旁开 2 寸	咳嗽、气喘、胸胁支满、呕吐、纳差、乳痈	斜刺或平刺0.5～0.8 寸
步廊 （KI22）	足少阴肾经	第 5 肋间隙，前正中线旁开 2 寸	胸痛、咳嗽、气喘、呕吐	斜刺或平刺0.5～0.8 寸。本经胸部诸穴不可深刺，以免伤及内脏

穴位	归经	定位	局部应用主治	刺灸法
缺盆 （ST12）	足阳明 胃经	锁骨上大窝，锁骨上缘凹陷中，前正中线旁开 4 寸	咳嗽气喘、咽喉肿痛、缺盆中痛、瘰疬	直刺或向后背横刺 0.3～0.5 寸，不可深刺以防刺伤胸膜引起气胸
气户 （ST13）	足阳明 胃经	锁骨下缘，前正中线旁开4 寸	咳喘、胸痛、呃逆、胸胁疼痛	沿肋间隙向外斜刺 0.5～0.8 寸
库房 （ST14）	足阳明 胃经	第 1 肋间隙，前正中线旁开4 寸	咳嗽、胸痛、胁胀、气喘	沿肋间隙向外斜刺 0.5～0.8 寸
屋翳 （ST15）	足阳明 胃经	第 2 肋间隙，前正中线旁开4 寸	咳嗽、气喘、胸痛、乳痈	沿肋间隙向外斜刺 0.5～0.8 寸
膺窗 （ST16）	足阳明 胃经	第 3 肋间隙，前正中线旁开4 寸	咳嗽、气喘、胸痛、乳痈	沿肋间隙向外斜刺 0.5～0.8 寸
乳中 （ST17）	足阳明 胃经	乳头正中	—	本穴不针不灸，只作胸腹部腧穴的定位标志
乳根 （ST18）	足阳明 胃经	第 5 肋间隙，前正中线旁开4 寸	乳痈、乳汁少、胸痛、咳嗽、呃逆	沿肋间隙向外斜刺 0.5～0.8 寸，直刺 0.4 寸
期门 （LR14）	足厥阴 肝经	第 6 肋间隙，前正中线旁开4 寸	胸胁胀痛、腹胀、呕吐、乳痈	沿肋间隙向外斜刺 0.5～0.8 寸
日月 （GB24）	足少阳 胆经	第 7 肋间隙中，前正中线旁开 4 寸	呕吐、吞酸、胁肋疼痛、呃逆、黄疸	沿肋间隙向外斜刺 0.5～0.8 寸，不可深刺，以免伤及内部重要脏器
中府 （LU1）	手太阴 肺经	横平第 1 肋间隙，正中线旁开 6 寸	咳嗽、气喘、胸中胀痛、胸痛、肩背痛	向外斜刺 0.5～0.8 寸，不可向内深刺，以免伤及肺脏

穴位	归经	定位	局部应用主治	刺灸法
云门 （LU2）	手太阴肺经	锁骨下窝凹陷中，肩胛骨喙突内缘，前正中线旁开6寸	咳嗽、气喘、胸痛、肩关节内侧痛	向外斜刺0.5～0.8寸，不可向内深刺，以免伤及肺脏
周荣 （SP20）	足太阴脾经	第2肋间隙，前正中线旁开6寸	胸胁胀痛、咳嗽、气喘、胁痛	斜刺或向外平刺0.5～0.8寸
胸乡 （SP19）	足太阴脾经	第3肋间隙，前正中线旁开6寸	胸胁胀痛	斜刺或向外平刺0.5～0.8寸
天溪 （SP18）	足太阴脾经	第4肋间隙，前正中线旁开6寸	胸痛、咳嗽、乳痈、乳汁少	斜刺或向外平刺0.5～0.8寸
食窦 （SP17）	足太阴脾经	第5肋间隙，前正中线旁开6寸	胸胁胀痛	斜刺或向外平刺0.5～0.8寸。本经自食窦至大包诸穴，因内有肺脏，故均不可深刺
渊腋 （GB22）	足少阳胆经	第4肋间隙，在腋正中线上	胸痛、胁痛、上肢痹痛	斜刺或向外平刺0.5～0.8寸，不可深刺，以免伤及内部重要脏器
辄筋 （GB23）	足少阳胆经	第4肋间隙中，在腋中线前1寸	胸痛、胁痛、气喘、呕吐、吞酸	斜刺或向外平刺0.5～0.8寸，不可深刺，以免伤及内部重要脏器
大包 （SP20）	足太阴脾经	第6肋间隙，当腋正中线上	胸胁胀满、胁肋痛、全身疼痛、四肢乏力	斜刺或向后平刺0.5～0.8寸

续表4

穴位	归经	定位	局部应用主治	刺灸法
章门 （LR13）	足厥阴肝经	第11肋游离端的下际	腹痛、腹胀、泄泻、胁痛、痞块、黄疸	斜刺0.8~1寸
带脉 （GB26）	足少阳胆经	第11肋骨游离端垂线与脐水平线的交点上	经闭，月经不调，赤白带下，腹痛，疝气，腰胁痛	直刺1~1.5寸

表 4-3-3　胸部穴位记忆技巧

	前正中线	旁开2寸	旁开4寸	旁开6寸	腋中线	腋后线
胸骨上窝/锁骨上缘	天突	—	缺盆	—	—	—
胸骨上窝/锁骨下缘	璇玑	俞府	气户	云门	—	—
第1肋间隙	华盖	彧中	库房	中府	—	—
第2肋间隙	紫宫	神藏	屋翳	周荣	—	—
第3肋间隙	玉堂	灵墟	膺窗	胸乡	—	—
第4肋间隙	膻中	神封	乳中	天溪	渊腋[1] 辄筋[2]	—
第5肋间隙	中庭	步廊	乳根	食窦	—	—
第6肋间隙	—	—	期门	—	大包	—
第7肋间隙	—	—	日月	—	—	—
第11肋游离端下际					带脉[3]	—
第12肋游离端下际						京门

注释：[1] 渊腋：第4肋间隙中，在腋中线上。
　　　[2] 辄筋：第4肋间隙中，在腋中线前1寸。
　　　[3] 带脉：第11肋骨游离端垂线与脐水平线的交点上。

二、腹部诸穴

腹部穴位主要以足少阴肾经、足太阴脾经、足阳明胃经、足少阳胆经、任脉、经外奇穴为主，局部取穴主治胃痛、呕吐、呃逆、消化不良、腹痛、腹胀、泄泻等胃肠疾病，月经不调、带下等妇科疾病，遗尿、小便频数、癃闭等泌尿系统疾病（图 4-3-2，表 4-3-4 至表 4-3-6）。

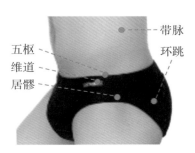

图 4-3-2　其他腹部穴位

表 4-3-4　腹部经络穴位概述

经络	腧穴	局部应用主治
足少阴肾经（KI）	幽门、腹通谷、阴都、石关、商曲、肓俞、中注、四满、气穴、大赫、横骨	胃痛、呕吐、呃逆、消化不良、腹痛、腹胀、泄泻等胃肠疾病，月经不调、带下等妇科疾病，遗尿、小便频数、癃闭等泌尿系统疾病
足太阴脾经（SP）	腹哀、大横、腹结、府舍、冲门	
足阳明胃经（ST）	不容、承满、梁门、关门、太乙、滑肉门、天枢、外陵、大巨、水道、归来、气冲	
足少阳胆经（GB）	五枢、维道、居髎、环跳	
任脉（CV）	中庭、鸠尾、巨阙、上脘、中脘、建里、下脘、水分、神阙、阴交、气海、石门、关元、中极、曲骨	
经外奇穴（EX）	子宫	

表 4-3-5　腹部穴位临床应用

穴位	归经	定位	局部应用主治	刺灸法
中庭 （CV16）	任脉	胸剑结合中点处，前正中线上	胸胁胀痛、心痛、呕吐	斜刺 0.3～0.5 寸
鸠尾 （CV15）	任脉	胸剑结合下1 寸，前正中线上	胸痛、呃逆、腹胀、癫狂痫	直刺 0.3～0.6 寸
巨阙 （CV14）	任脉	脐中上 6寸，前正中线上	胸痛、心痛、心悸、呕吐、癫狂痫	向上斜刺0.5～1 寸
上脘 （CV13）	任脉	脐中上 5寸，前正中线上	胃痛、呕吐、呃逆、腹胀、癫痫	直刺 1～1.5 寸
中脘 （CV12）	任脉	脐中上 4寸，前正中线上	胃痛、呕吐、吞酸、呃逆、腹胀、泄泻、黄疸、癫狂	直刺 1～1.5 寸
建里 （CV11）	任脉	脐中上 3寸，前正中线上	胃痛、呕吐、食欲不振、腹胀、水肿	直刺 1～2 寸
下脘 （CV10）	任脉	脐中上 2寸，前正中线上	腹痛、腹胀、泄泻、呕吐、食谷不化、痞块	直刺 1～2 寸
水分 （CV9）	任脉	脐中上 1寸，前正中线上	水肿、小便不通、泄泻、腹痛、反胃、吐食	直刺 1～2 寸

穴位	归经	定位	局部应用主治	刺灸法
神阙 （CV8）	任脉	在脐区，脐中央	腹痛、泄泻、脱肛、水肿、中风脱证	因消毒不便，故一般不针，多用艾条灸或艾炷隔盐灸
阴交 （CV7）	任脉	脐中下 1寸，前正中线上	腹痛、疝气、水肿、月经不调、带下	直刺 1～2 寸
气海 （CV6）	任脉	脐中下 1.5寸，前正中线上	腹痛、泄泻、便秘、遗尿、疝气、遗精、阳痿、月经不调、经闭、崩漏、虚脱、形态羸瘦（本穴有强壮作用，为保健要穴）	直刺 1～2 寸。孕妇慎用
石门 （CV5）	任脉	脐中下 2寸，前正中线上	腹痛、水肿、疝气、小便不利、泄泻、经闭、带下、崩漏	直刺 1～2 寸。孕妇慎用
关元 （CV4）	任脉	脐中下 3寸，前正中线上	遗尿、小便频数、尿闭、泄泻、遗精、阳痿、疝气、月经不调、带下、不孕、中风脱证、虚劳羸瘦（本穴有强壮作用，为保健要穴）	直刺 1～2 寸，内为膀胱，应在排尿后进行针刺。孕妇慎用

穴位	归经	定位	局部应用主治	刺灸法
中极 （CV3）	任脉	脐中下 4 寸，前正中线上	小便不利、遗尿、疝气、遗精、阳痿、月经不调、崩漏、带下、子宫脱垂、不孕	直刺 0.5～1 寸，内为膀胱，应在排尿后进行针刺。孕妇慎用
曲骨 （CV2）	任脉	耻骨联合上缘，前正中线上	小便不利、遗尿、遗精、阳痿、痛经、月经不调、带下	直刺 0.5～1 寸，内为膀胱，应在排尿后进行针刺。孕妇慎用
幽门 （KI21）	足少阴肾经	脐中上 6 寸，前正中线旁开 0.5 寸	腹胀、腹痛、呕吐、泄泻、呃逆	直刺 0.5～0.8 寸。本穴不可深刺，以免伤及肝脏
腹通谷 （KI20）	足少阴肾经	脐中上 5 寸，前正中线旁开 0.5 寸	腹胀、腹痛、呕吐	直刺 0.5～0.8 寸
阴都 （KI19）	足少阴肾经	脐中上 4 寸，前正中线旁开 0.5 寸	腹痛、泄泻、肠鸣、便秘	直刺 1～1.5 寸
石关 （KI18）	足少阴肾经	脐中上 3 寸，前正中线旁开 0.5 寸	嗳气、腹痛、便秘	直刺 1～1.5 寸
商曲 （KI17）	足少阴肾经	脐中上 2 寸，前正中线旁开 0.5 寸	腹痛、泄泻、便秘	直刺 1～1.5 寸
肓俞 （KI16）	足少阴肾经	脐中旁开 0.5 寸	腹痛、便秘、泄泻	直刺 1～1.5 寸
中注 （KI15）	足少阴肾经	脐中下 1 寸，前正中线旁开 0.5 寸	腹痛、便秘、泄泻	直刺 1～1.5 寸

穴位	归经	定位	局部应用主治	刺灸法
四满 （KI14）	足少阴 肾经	脐中下 2 寸，前正中线旁开 0.5 寸	月经不调、带下、遗尿、遗精、疝气、便秘、腹痛、水肿	直刺 1～1.5 寸
气穴 （KI13）	足少阴 肾经	脐中下 3 寸，前正中线旁开 0.5 寸	月经不调、带下、小便不利、泄泻	直刺 1～1.5 寸
大赫 （KI12）	足少阴 肾经	脐中下 4 寸，前正中线旁开 0.5 寸	子宫脱垂、遗精、带下、月经不调、痛经	直刺 1～1.5 寸
横骨 （KI11）	足少阴 肾经	脐中下 5 寸，前正中线旁开 0.5 寸	少腹胀痛、遗精、阳痿、遗尿、小便不利、疝气	直刺 1～1.5 寸
不容 （ST19）	足阳明 胃经	脐中上 6 寸，前正中线旁开 2 寸	呕吐、胃痛、腹胀、食欲不振	直刺 0.5～0.8 寸
承满 （ST20）	足阳明 胃经	脐中上 5 寸，距前正中线旁开 2 寸	胃痛、呕吐、腹胀、肠鸣、食欲不振	直刺 0.8～1 寸
梁门 （ST21）	足阳明 胃经	脐中上 4 寸，前正中线旁开 2 寸	胃痛、呕吐、腹胀、食欲不振、大便溏薄	直刺 0.8～1 寸
关门 （ST22）	足阳明 胃经	脐中上 3 寸，前正中线旁开 2 寸	腹痛、腹胀、肠鸣泄泻、食欲不振、水肿、遗尿	直刺 0.8～1 寸

续表 4

穴位	归经	定位	局部应用主治	刺灸法
太乙 (ST23)	足阳明胃经	脐中上 2 寸，前正中线旁开 2 寸	腹痛、腹胀、癫狂	直刺 0.8~1.2 寸
滑肉门 (ST24)	足阳明胃经	脐中上 1 寸，前正中线旁开 2 寸	癫狂、呕吐、腹胀、泄泻	直刺 0.8~1.2 寸
天枢 (ST25)	足阳明胃经	横平脐中，前正中线旁开 2 寸	腹痛、腹胀、肠鸣泄泻、便秘、肠痈、疝气、水肿、月经不调	直刺 1~1.5 寸
外陵 (ST26)	足阳明胃经	脐中下 1 寸，前正中线旁开 2 寸	腹痛	直刺 1~1.5 寸
大巨 (ST27)	足阳明胃经	脐中下 2 寸，前正中线旁开 2 寸	小腹胀满、小便不利、遗精、早泄、疝气	直刺 1~1.5 寸
水道 (ST28)	足阳明胃经	脐中下 3 寸，前正中线旁开 2 寸	小腹胀满、腹痛、痛经、小便不利	直刺 1~1.5 寸
归来 (ST29)	足阳明胃经	脐中下 4 寸，前正中线旁开 2 寸	小腹疼痛、经闭、痛经、子宫下垂、白带、疝气、茎中痛、小便不利	直刺 1~1.5 寸
气冲 (ST30)	足阳明胃经	耻骨联合上缘，前正中线旁开 2 寸，动脉搏动处	小腹痛、疝气、腹股沟疼痛	直刺 0.5~1 寸

穴位	归经	定位	局部应用主治	刺灸法
子宫（EX-CA1）	经外奇穴	脐中下 4 寸，前正中线旁开 3 寸	子宫脱垂、月经不调、痛经、崩漏、不孕	直刺 0.8～1.2 寸
腹哀（SP16）	足太阴脾经	脐中上 3 寸，前正中线旁开 4 寸	腹痛、泄泻、痢疾、便秘、消化不良	直刺 1～1.5 寸
大横（SP15）	足太阴脾经	脐中旁开 4 寸	腹痛、泄泻、大便秘结	直刺 1～1.5 寸
腹结（SP14）	足太阴脾经	脐中下 1.3 寸，前正中线旁开 4 寸	腹痛、泄泻、便秘	直刺 1～2 寸
府舍（SP13）	足太阴脾经	脐中下 4.3 寸，前正中线旁开 4 寸	腹痛、疝气、结聚	直刺 1～2 寸
冲门（SP12）	足太阴脾经	腹股沟斜纹中髂外动脉搏动处的外侧	腹痛、疝气、痔疾	避开动脉，直刺 0.5～1 寸
五枢（GB27）	足少阳胆经	横平脐下 3 寸处，髂前上棘内侧	腹痛、疝气、赤白带下、便秘、子宫脱垂	直刺 1～1.5 寸
维道（GB28）	足少阳胆经	髂前上棘内下 0.5 寸	腹痛、疝气、带下、子宫脱垂	直刺或向前下方斜刺 1～1.5 寸
居髎（GB29）	足少阳胆经	髂前上棘与股骨大转子最凸点连线的中点处	腰痛、下肢痿痹、疝气	直刺 1～1.5 寸

穴位	归经	定位	局部应用主治	刺灸法
环跳 （GB30）	足少阳 胆经	股骨大转子最凸点与骶管裂孔连线的外 1/3 与内 2/3 交点处	腰胯疼痛、半身不遂、下肢痿痹	直刺 2～3 寸

表 4-3-6　腹部穴位记忆技巧

	前正中线	旁开 0.5 寸	旁开 2 寸	旁开 3 寸	旁开 4 寸
上 8 寸	中庭	—		—	—
上 7 寸	鸠尾	—		—	—
上 6 寸	巨阙	幽门	不容	—	—
上 5 寸	上脘	腹通谷	承满		
上 4 寸	中脘	阴都	梁门		
上 3 寸	建里	石关	关门		腹哀
上 2 寸	下脘	商曲	太乙		
上 1 寸	水分	—	滑肉门		
脐中	神阙	肓俞	天枢	—	大横
下 1 寸	阴交	中注	外陵		—
下 1.3 寸	—	—		—	腹结
下 1.5 寸	气海				
下 2 寸	石门	四满	大巨		
下 3 寸	关元	气穴	水道		
下 4 寸	中极	大赫	归来	子宫	—
下 4.3 寸	—	—	—		府舍
下 5 寸[1]	曲骨	横骨	气冲	—	—
其他：[1] 冲门（SP）：腹股沟斜纹中髂外动脉搏动处的外侧。					

第四节　背腰骶部诸穴

背腰骶部穴位（图 4-4-1）。

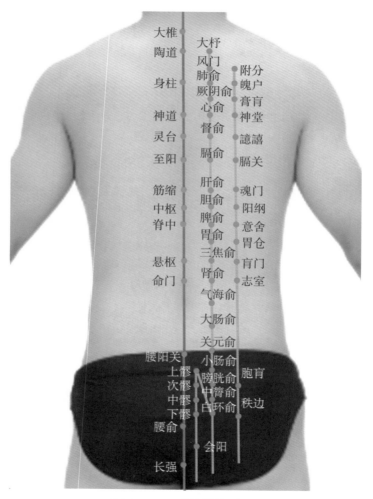

图 4-4-1　背腰骶部穴位

一、背部诸穴

背部穴位（表4-4-1、表4-4-2）。

表4-4-1　背部经络穴位概述

经络	腧穴	局部应用主治
督脉 （GV）	大椎、陶道、身柱、神道、灵台、至阳、筋缩、中枢、脊中	咳嗽、气喘等肺病，发热等热病，颈项强痛、肩背痛等局部疼痛病证，腹胀、呕吐、泄泻、水肿等脾胃病
经外奇穴 （EX）	定喘、胃脘下俞	
足太阳膀胱经 （BL）	大杼、附分、风门、魄户、肺俞、膏肓、厥阴俞、神堂、譩譆、心俞、督俞、膈关、膈俞、肝俞、魂门、胆俞、阳纲、脾俞、意舍、胃俞、胃仓	

表4-4-2　背部诸穴临床应用

穴位	归经	定位	局部应用主治	刺灸法
大椎 （GV14）	督脉	第7颈椎棘突下凹陷中，后正中线上	热病、疟疾、咳嗽、气喘、骨蒸盗汗、头痛项强、肩背痛、风疹	直刺0.5～1寸
定喘 （EX-B1）	经外奇穴	横平第7颈椎棘突下，后正中线旁开0.5寸	哮喘、咳嗽、肩背痛	直刺0.5～0.8寸
陶道 （GV13）	督脉	第1胸椎棘突下凹陷中，后正中线上	头痛、疟疾、热病、脊强	斜刺0.5～1寸
大杼 （BL11）	足太阳膀胱经	第1胸椎棘突下，后正中线旁开1.5寸	咳嗽、头痛、发热、肩背痛、颈项强痛	斜刺0.5～0.8寸。本经背部诸穴不宜深刺，以免伤及内部重要脏器

穴位	归经	定位	局部应用主治	刺灸法
风门 （BL12）	足太阳膀胱经	第 2 胸椎棘突下，后正中线旁开 1.5 寸	伤风咳嗽、发热头痛、项强、胸背痛、鼻塞多涕	斜刺 0.5～0.8 寸，不宜直刺深刺
附分 （BL41）	足太阳膀胱经	第 2 胸椎棘突下，后正中线旁开 3 寸	肩背拘痛、颈项强痛、肘臂麻木	斜刺 0.5～0.8 寸，不宜直刺深刺
身柱 （GV12）	督脉	第 3 胸椎棘突下凹陷中，后正中线上	咳嗽、气喘、癫痫、身热、惊风、脊背强痛	向上微斜刺 0.5～1 寸，可灸。不宜深刺，以免伤及内部重要脏器
肺俞 （BL13）	足太阳膀胱经	第 3 胸椎棘突下，后正中线旁开 1.5 寸	咳嗽、气喘、胸满、背痛、潮热、盗汗、骨蒸、咳血、鼻塞	斜刺 0.5～0.8 寸。不宜深刺，以免伤及内部重要脏器
魄户 （BL42）	足太阳膀胱经	第 3 胸椎棘突下，后正中线旁开 3 寸	咳嗽、气喘、肩背痛	斜刺 0.5～0.8 寸，不宜直刺深刺
厥阴俞 （BL14）	足太阳膀胱经	第 4 胸椎棘突下，后正中线旁开 1.5 寸	心痛、心悸、胸闷、咳嗽、呕吐	斜刺 0.5～0.8 寸。不宜深刺，以免伤及内部重要脏器
膏肓 （BL43）	足太阳膀胱经	第 4 胸椎棘突下，后正中线旁开 3 寸	咳嗽、气喘、吐血、盗汗、肺结核、遗精、肩胛背痛	斜刺 0.5～0.8 寸，不宜直刺深刺
神道 （GV11）	督脉	第 5 胸椎棘突下凹陷中，后正中线上	心悸、健忘、寒热、头痛、疟疾、脊背强痛	斜刺 0.5～1 寸

穴位	归经	定位	局部应用主治	刺灸法
心俞 （BL15）	足太阳膀胱经	第 5 胸椎棘突下，后正中线旁开 1.5 寸	癫狂、痫证、惊悸、失眠、健忘、心烦、咳嗽、吐血、梦遗、心痛、胸背痛	斜刺 0.5 ~ 0.8 寸。不宜深刺，以免伤及内部重要脏器
神堂 （BL44）	足太阳膀胱经	第 5 胸椎棘突下，后正中线旁开 3 寸	咳嗽、气喘、胸闷、背痛	斜刺 0.5 ~ 0.8 寸，不宜直刺深刺
灵台 （GV10）	督脉	第 6 胸椎棘突下凹陷中，后正中线上	咳嗽、气喘、脊背强痛	斜刺 0.5 ~ 1 寸
督俞 （BL16）	足太阳膀胱经	第 6 胸椎棘突下，后正中线旁开 1.5 寸	心痛、腹痛、腹胀、肠鸣、呃逆	斜刺 0.5 ~ 0.8 寸。不宜深刺，以免伤及内部重要脏器，可灸
譩譆 （BL45）	足太阳膀胱经	第 6 胸椎棘突下，后正中线旁开 3 寸	咳嗽、气喘、肩背痛、疟疾、热病	斜刺 0.5 ~ 0.8 寸，不宜直刺深刺
至阳 （GV9）	督脉	第 7 胸椎棘突下凹陷中，后正中线上	黄疸、背痛、脊强	斜刺 0.5 ~ 1 寸
膈俞 （BL17）	足太阳膀胱经	第 7 胸椎棘突下，后正中线旁开 1.5 寸	胃脘痛、呕吐、呃逆、咳嗽、吐血	斜刺 0.5 ~ 0.8 寸。不宜深刺，以免伤及内部重要脏器

穴位	归经	定位	局部应用主治	刺灸法
膈关 （BL46）	足太阳膀胱经	第 7 胸椎棘突下，后正中线旁开 3 寸	呕吐、嗳气、胸闷、脊背强痛	斜刺 0.5～0.8寸，不宜直刺深刺
胃脘下俞 （EX–B3）	经外奇穴	横平第 8 胸椎棘突下，后正中线旁开 1.5 寸	胃痛、腹痛、胸胁痛、消渴	向内斜刺0.3～0.5寸
筋缩 （GV8）	督脉	第 9 胸椎棘突下凹陷中，后正中线上	癫痫、抽搐、脊强	斜刺 0.5～1 寸
肝俞 （BL18）	足太阳膀胱经	第 9 胸椎棘突下，后正中线旁开 1.5 寸	黄疸、胁痛、吐血、目赤、目视不明、眩晕、夜盲、癫狂、痫证、背痛	斜刺 0.5～0.8寸。不宜深刺，以免伤及内部重要脏器
魂门 （BL47）	足太阳膀胱经	第 9 胸椎棘突下，后正中线旁开 3 寸	胸胁痛、呕吐、背痛	斜刺 0.5～0.8寸，不宜直刺深刺
中枢 （GV7）	督脉	第 10 胸椎棘突下凹陷中，后正中线上	腰背强痛	斜刺 0.5～1 寸
胆俞 （BL19）	足太阳膀胱经	第 10 胸椎棘突下，后正中线旁开 1.5 寸	黄疸、胁痛、呕吐、口苦	斜刺 0.5～0.8寸。不宜深刺，以免伤及内部重要脏器

续表 4

穴位	归经	定位	局部应用主治	刺灸法
阳纲 （BL48）	足太阳 膀胱经	第 10 胸椎棘突下，后正中线旁开 3 寸	肠鸣、泄泻、黄疸、腹痛	斜刺 0.5～0.8寸，不宜直刺深刺
脊中 （GV6）	督脉	第 11 胸椎棘突下凹陷中，后正中线上	泄泻、黄疸、腰脊强痛	斜刺 0.5～1 寸
脾俞 （BL20）	足太阳 膀胱经	第 11 胸椎棘突下，后正中线旁开 1.5 寸	腹胀、泄泻、呕吐、胃痛、消化不良、水肿、背痛、黄疸	直刺 0.5～0.8 寸
意舍 （BL49）	足太阳 膀胱经	第 11 胸椎棘突下，后正中线旁开 3 寸	腹胀、肠鸣、呕吐、食不下	斜刺 0.5～0.8 寸
胃俞 （BL21）	足太阳 膀胱经	第 12 胸椎棘突下，后正中线旁开 1.5 寸	胃脘痛、腹胀、呕吐、完谷不化、肠鸣	直刺 0.5～0.8 寸
胃仓 （BL50）	足太阳 膀胱经	第 12 胸椎棘突下，后正中线旁开 3 寸	胃脘痛、腹胀、消化不良、水肿、背痛	斜刺 0.5～0.8 寸

二、腰骶部诸穴

腰骶部穴位（表 4-4-3、表 4-4-4）。

表 4-4-3　腰骶部经络穴位概述

经络	腧穴	局部应用主治
督脉（GV）	悬枢、命门、腰阳关、腰俞、长强	泄泻、便秘、痔疾、黄疸等肝胆脾胃病，腰背痛等局部疼痛病症，带下、阳痿、月经不调等疾病，癫狂、小儿惊风等神志病
经外奇穴（EX）	痞根、腰眼、十七椎、腰奇	
足太阳膀胱经（BL）	肓门、志室、三焦俞、肾俞、气海俞、大肠俞、关元俞、小肠俞、膀胱俞、胞肓、中膂俞、白环俞、上髎、次髎、中髎、下髎、秩边、会阳	
足少阳胆经（GB）	京门	

表 4-4-4　腰骶部穴位临床应用

穴位	归经	定位	局部应用主治	刺灸法
悬枢（GV5）	督脉	第 1 腰椎棘突下凹陷中，后正中线上	泄泻、腹痛、腰背强痛	直刺 0.5～1 寸
三焦俞（BL22）	足太阳膀胱经	第 1 腰椎棘突下，后正中线旁开 1.5 寸	胃脘痛、腹胀、呕吐、完谷不化、肠鸣	直刺 0.5～1 寸
肓门（BL51）	足太阳膀胱经	第 1 腰椎棘突下，后正中线旁开 3 寸	腹痛、便秘、痞块、乳疾	直刺 0.5～0.8 寸

穴位	归经	定位	局部应用主治	刺灸法
痞根 （EX–B4）	经外奇穴	横平第 1 腰椎棘突下，后正中线旁开 3.5 寸	痞块、腰痛	直刺 0.5～1 寸
京门 （GB25）	足少阳胆经	第 12 肋骨游离端的下际	小便不利、水肿、腰痛、胁痛、腹胀、泄泻	直刺 0.5～1 寸，不可深刺，以免伤及内部重要脏器
命门 （GV4）	督脉	第 2 腰椎棘突下凹陷中，后正中线上	遗精、阳痿、带下、遗尿、尿频、泄泻、腰脊强痛、手足厥冷	直刺 0.5～1 寸
肾俞 （BL23）	足太阳膀胱经	第 2 腰椎棘突下，后正中线旁开 1.5 寸	遗精、阳痿、早泄、不孕不育、遗尿、月经不调、赤白带下、腰痛、头昏、耳鸣、耳聋、小便不利、水肿、咳喘少气	直刺 0.5～1 寸
志室 （BL52）	足太阳膀胱经	第 2 腰椎棘突下，后正中线旁开 3 寸	遗精、阳痿、阴痛、小便不利、水肿、腰脊强痛	直刺 0.5～1 寸

续表 2

穴位	归经	定位	局部应用主治	刺灸法
气海俞（BL24）	足太阳膀胱经	第 3 腰椎棘突下，后正中线旁开 1.5 寸	腰痛、痛经、痔疾	直刺 0.5～1 寸
腰阳关（GV3）	督脉	第 4 腰椎棘突下凹陷中，后正中线上	月经不调、遗精、阳痿、腰骶痛、下肢痿痹	直刺 0.5～1 寸
大肠俞（BL25）	足太阳膀胱经	第 4 腰椎棘突下，后正中线旁开 1.5 寸	腰痛、腹痛、腹胀、泄泻、便秘、痢疾	直刺 0.5～1.2 寸
腰眼（EX–B7）	经外奇穴	横平第 4 腰椎棘突下，后正中线旁开约 3.5 寸凹陷中	腰痛、月经不调、带下	直刺 1～1.5 寸
十七椎（EX–B8）	经外奇穴	第 5 腰椎棘突下凹陷中	腰骶痛、下肢瘫痪、崩漏、月经不调	直刺 0.5～1 寸
关元俞（BL26）	足太阳膀胱经	第 5 腰椎棘突下，后正中线旁开 1.5 寸	腹胀、泄泻、小便不利、遗尿、消渴、腰痛	直刺 0.8～1.2 寸
上髎（BL31）	足太阳膀胱经	正对第 1 骶后孔中	腰痛、月经不调、带下、遗精、阳痿	直刺 1～1.5 寸

穴位	归经	定位	局部应用主治	刺灸法
小肠俞 （BL27）	足太阳 膀胱经	横平第 1 骶后孔，后正中线旁开 1.5 寸	遗精、遗尿、赤白带下、小腹胀痛、泄泻、痢疾、腰骶痛	直刺 0.8～1.2 寸
次髎 （BL32）	足太阳 膀胱经	正对第 2 骶后孔中	腰痛、月经不调、痛经、小便不利、遗精、遗尿、下肢痿痹	直刺 1～1.5 寸
膀胱俞 （BL28）	足太阳 膀胱经	横平第 2 骶后孔，后正中线旁开 1.5 寸	遗尿、遗精、小便不利、泄泻、腰骶部疼痛	直刺 0.8～1.2 寸
胞肓 （BL53）	足太阳 膀胱经	横平第 2 骶后孔，后正中线旁开 3 寸	肠鸣、腹胀、腰痛、小便不利、阴肿	直刺 1～1.5 寸
中髎 （BL33）	足太阳 膀胱经	正对第 3 骶后孔中	腰痛、月经不调、小便不利、赤白带下、便秘	直刺 1～1.5 寸
中膂俞 （BL29）	足太阳 膀胱经	横平第 3 骶后孔，后正中线旁开 1.5 寸	腰骶痛、消渴、痢疾	直刺 1～1.5 寸

穴位	归经	定位	局部应用主治	刺灸法
下髎 （BL34）	足太阳膀胱经	正对第 4 骶后孔中	腰痛、小便不利、肠鸣、便秘、小腹痛	直刺 1～1.5 寸
白环俞 （BL30）	足太阳膀胱经	横平第 4 骶后孔，后正中线旁开 1.5 寸	腰骶痛、赤白带下、遗精、月经不调	直刺 1～1.5 寸
秩边 （BL54）	足太阳膀胱经	横平第 4 骶后孔，后正中线旁开 3 寸	腰腿痛、下肢痿痹、阴痛、痔疾	直刺 1.5～2 寸
腰俞 （GV2）	督脉	正对骶管裂孔，后正中线上	月经不调、痔疾、腰背强痛、下肢痿痹	向上微斜刺 0.5～1 寸
腰奇 （EX–B9）	经外奇穴	尾骨端直上 2 寸，骶角之间凹陷中	癫痫、头痛、失眠、便秘	向上平刺 1～1.5 寸
会阳 （BL35）	足太阳膀胱经	尾骨端旁开 0.5 寸	阳痿、遗精、带下、痢疾、泄泻、痔疾	直刺 0.8～1.2 寸
长强 （GV1）	督脉	尾骨下方，尾骨端与肛门连线的中点处	泄泻、便秘、便血、痔疾、脱肛、癫狂痫、腰脊和尾骶部疼痛	斜刺，针尖向上与骶骨平行刺入 0.5～1 寸，不得刺穿直肠，以防感染；不灸

第五节 肩部诸穴

肩部经络腧穴见表 4-5-1、表 4-5-2、图 4-5-1。

表 4-5-1　肩部经络腧穴概述

经络	腧穴	局部应用主治
手太阳小肠经（SI）	肩中俞、肩外俞、曲垣、秉风、天宗、臑俞、肩贞	肩臂、颈项等局部疼痛病症
足少阳胆经（GB）	肩井	
手少阳三焦经（TE）	天髎、肩髎	
手阳明大肠经（LI）	巨骨	

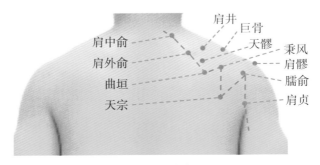

图 4-5-1　肩部穴位

表 4-5-2　肩部穴位临床应用

穴位	归经	定位	局部应用主治	刺灸法
肩中俞（SI15）	手太阳小肠经	第 7 颈椎棘突下，后正中线旁开 2 寸	肩背疼痛、咳嗽、哮喘	斜刺或向外斜刺 0.5 ~ 0.8 寸，不宜深刺
肩井（GB21）	足少阳胆经	第 7 颈椎棘突与肩峰最外侧点连线的中点	头项强痛、肩背疼痛、上肢不遂、难产、乳痈、乳汁不下、瘰疬	直刺 0.5 ~ 0.8 寸，深部正当肺尖，不可深刺，孕妇禁针

213

穴位	归经	定位	局部应用主治	刺灸法
肩外俞 （SI14）	手太阳 小肠经	第 1 胸椎棘突下，后正中线旁开 3 寸	肩背酸痛、颈项强急	斜刺 0.5～0.8寸，不宜向胸部深刺
天髎 （TE15）	手少阳 三焦经	肩胛骨上角骨际凹陷中	肩臂痛、颈项强痛	直刺 0.5～1 寸
巨骨 （LI16）	手阳明 大肠经	锁骨肩峰端与肩胛冈之间凹陷中	肩背及上臂疼痛、伸展及抬举不便	直刺，微斜向外下方，针刺 0.5～1 寸，不可深刺，以免刺入胸腔造成气胸
曲垣 （SI13）	手太阳 小肠经	肩胛冈内侧端上缘凹陷中	肩胛部疼痛、拘挛	直刺或斜刺 0.3～0.5 寸，不宜向胸侧深刺
秉风 （SI12）	手太阳 小肠经	肩胛冈中点上方冈上窝中	肩臂疼痛、上肢酸麻	直刺或斜刺 0.5～1 寸
臑俞 （SI10）	手太阳 小肠经	腋后纹头直上，肩胛冈下缘凹陷中	肩臂疼痛	直刺或向外斜刺 0.5～1.5 寸，不宜向胸侧深刺
肩髎 （TE14）	手少阳 三焦经	肩髃后方，当臂外展时，于肩峰后下方呈现凹陷中	臂痛、肩痛不举	向肩关节直刺 1～1.5 寸
天宗 （SI11）	手太阳 小肠经	肩胛冈中点与肩胛骨下角连线上 1/3 与下 2/3 交点凹陷中	肩胛疼痛、肘臂后外侧疼痛	直刺或向四周斜刺 0.5～1 寸
肩贞 （SI9）	手太阳 小肠经	肩关节后下方，腋后纹头直上 1 寸	肩胛痛、手臂麻木、上肢不举	直刺或向外斜刺 1～1.5 寸，或向前腋缝方向透刺，不宜向胸部深刺

第六节　肘部诸穴

一、肘横纹内侧诸穴

位于肘横纹内侧的穴位（表 4-6-1、表 4-6-2、图 4-6-1）。

表 4-6-1　肘横纹内侧经络腧穴概述

经络	腧穴	局部应用主治
手少阴心经（HT）	少海	咳嗽气喘、咯血、咽喉肿痛等肺病，胸心痛、瘰疬、胁痛、腋痛等心胸疾病，呕吐、泄泻等脾胃病，肘臂局部疼痛病证。
手厥阴心包经（PC）	曲泽	
手太阴肺经（LU）	尺泽	

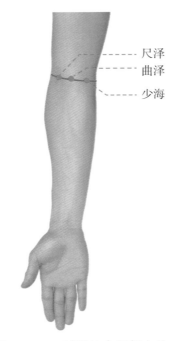

尺泽
曲泽
少海

图 4-6-1　肘横纹内侧部穴位

表 4-6-2　肘横纹内侧穴位临床应用

穴位	归经	定位	局部应用主治	刺灸法
少海 （HT3）	手少阴 心经	横平肘横纹，肱骨内 上髁前缘	心痛、臂麻酸痛、肘臂伸屈不利、瘰疬、腋胁痛	直刺 0.5～1 寸
曲泽 （PC3）	手厥阴 心包经	肘横纹上，肱二头肌腱尺侧缘凹陷中	心痛、心悸、胃痛、呕吐、泄泻、热病、肘臂挛痛	直刺 1～1.5 寸，或点刺出血
尺泽 （LU5）	手太阴 肺经	肘横纹上，肱二头肌腱桡侧缘凹陷中	咳嗽，气喘，咯血，潮热，咽喉肿痛，胸部胀满，小儿惊风，吐泻，肘臂挛痛	直刺 0.8～1.2 寸或点刺出血

二、肘横纹外侧诸穴

位于肘横纹外侧的穴位（表 4-6-3、表 4-6-4、图 4-6-2）。

表 4-6-3　肘横纹外侧经络腧穴概述

经络	腧穴	局部应用主治
手太阳小肠经（SI）	小海	头目痛、齿痛等头面病症，手臂肿痛，上肢不遂等局部疼痛病症
经外奇穴（EX）	肘尖	
手阳明大肠经（LI）	曲池	

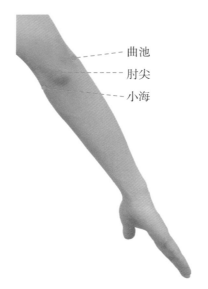

图 4-6-2　肘横纹外侧部穴位

表 4-6-4　肘横纹外侧穴位临床应用

穴位	归经	定位	局部应用主治	刺灸法
小海 （SI8）	手太阳小肠经	尺骨鹰嘴与肱骨内上髁之间凹陷中	肘臂疼痛、癫痫、头痛	直刺 0.3～0.5 寸
肘尖 （EX-UE1）	经外奇穴	尺骨鹰嘴的尖端	瘰疬、痈疽、肠痈	艾炷灸 7～15 壮
曲池 （LI11）	手阳明大肠经	在肘横纹外侧部，尺泽与肱骨外上髁连线的中点处	热病、半身不遂、风疹、手臂肿痛无力、咽喉肿痛、齿痛、目赤痛、腹痛吐泻、痢疾、高血压、瘰疬、癫狂	直刺 1～1.5 寸

217

第七节　腕部诸穴

一、腕横纹掌侧诸穴

位于腕横纹掌侧的穴位（表4-7-1、表4-7-2、图4-7-1）。

表4-7-1　腕横纹掌侧经络腧穴概述

经络	腧穴	局部应用主治
手少阴心经（HT）	神门	心痛、心悸等心胸疾病，胃痛、呕吐等脾胃病症，悲恐善笑、癫狂痫等神志病症，胸胁手臂等局部疼痛病症
手厥阴心包经（PC）	大陵	
手太阴肺经（LU）	太渊	

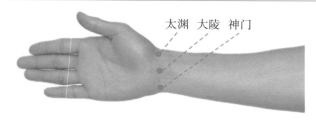

太渊　大陵　神门

图4-7-1　腕横纹掌侧部穴位

表4-7-2　腕横纹掌侧穴位临床应用

穴位	归经	定位	局部应用主治	刺灸法
神门 （HT7）	手少阴心经	腕掌侧远端横纹尺侧缘，尺侧腕屈肌腱的桡侧缘	心痛、心烦、健忘失眠、惊悸怔忡、痴呆、癫狂痫证、掌中热、头痛、眩晕、失音	直刺0.3~0.5寸
大陵 （PC7）	手厥阴心包经	腕掌侧远端横纹中，掌长肌腱与桡侧腕屈肌腱之间	心痛、心悸、胃痛、呕吐、癫狂、疮疡、胸胁痛、桡腕关节疼痛	直刺0.3~0.5寸

续表

穴位	归经	定位	局部应用主治	刺灸法
太渊 （LU9）	手太阴肺经	桡骨茎突与舟状骨之间，拇长展肌腱尺侧凹陷中	咳嗽、气喘、咳血、胸痛、咽喉肿痛、无脉症、手腕痛	避开桡动脉，直刺0.3～0.5寸

二、腕横纹背侧诸穴

位于腕横纹背侧的穴位（表4–7–3、表4–7–4、图4–7–2）。

表 4–7–3　腕横纹背侧经络腧穴概述

经络	腧穴	局部应用主治
手阳明大肠经（LI）	阳溪	头目痛、口干、齿痛、咽喉肿痛等头目热病，手腕肿痛、颈项强痛、肩臂腕指痛等局部疼痛病证，惊风、抽搐、疟疾等热病
手少阳三焦经（TE）	阳池	
手太阳小肠经（SI）	腕骨、阳谷	

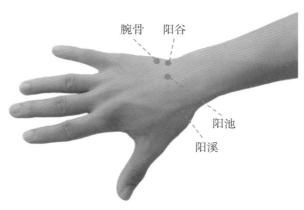

图 4–7–2　腕横纹背侧部穴位

表 4-7-4　腕横纹背侧穴位临床应用

穴位	归经	定位	局部应用主治	刺灸法
阳溪（LI5）	手阳明大肠经	腕背侧远端横纹桡侧，桡骨茎突远端，解剖学"鼻咽窝"凹陷中	头痛、耳鸣耳聋、咽喉肿痛、腕臂痛、齿痛	直刺 0.5～0.8 寸
阳池（TE4）	手少阳三焦经	腕背侧远端横纹上，指伸肌腱的尺侧缘凹陷中	疟疾、消渴、腕痛	直刺 0.3～0.5 寸
腕骨（SI4）	手太阳小肠经	第 5 掌骨底与三角骨之间的赤白肉际凹陷中	头痛、项强、耳鸣耳聋、目翳、指挛臂痛、热病汗不出、疟疾、胁痛	直刺 0.3～0.5 寸
阳谷（SI5）	手太阳小肠经	尺骨茎突与三角骨之间的凹陷中	头痛、目眩、耳鸣、耳聋、热病、癫狂痫、腕痛	直刺或斜刺 0.3～0.5 寸

第八节　腹股沟部诸穴

　　腹股沟部主要有足太阴脾经、足阳明胃经、足厥阴肝经穴位。局部取穴主治消化和泌尿系统疾病及妇科疾病（表 4-8-1、表 4-8-2、图 4-8-1）。

表 4-8-1　腹股沟部经络腧穴概述

经络	腧穴	局部应用主治
足太阴脾经（SP）	府舍、冲门	腹痛、疝气、肠鸣、痔疾等消化系统病证；崩漏、带下、月经不调、不孕、阴肿、子宫脱垂等妇科疾病
足阳明胃经（ST）	气冲	
足厥阴肝经（LR）	急脉、阴廉	

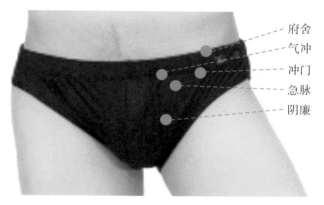

图 4-8-1　腹股沟部穴位

表 4-8-2　腹股沟部穴位临床应用

穴位	归经	定位	局部应用主治	刺灸法
府舍 （SP13）	足太阴 脾经	脐中下4.3寸，前正中线旁开4寸	腹痛、疝气、积聚	直刺1~1.5寸
冲门 （SP12）	足太阴 脾经	腹股沟斜纹中，髂外动脉搏动处的外侧	腹痛、疝气、痔疾	避开动脉，直刺0.5~1寸
气冲 （ST30）	足阳明 胃经	耻骨联合上缘，前正中线旁开2寸，动脉搏动处	小腹痛、疝气、腹股沟疼痛	直刺0.5~1寸
急脉 （LR12）	足厥阴 肝经	横平耻骨联合上缘，前正中线旁开2.5寸	疝气、少腹痛、子宫脱垂	避开动脉，直刺0.5~0.8寸
阴廉 （LR11）	足厥阴 肝经	气冲（ST30）直下2寸	月经不调、带下、小腹痛	直刺1~1.5寸

第九节　膝部诸穴

膝部主要有足阳明胃经、足太阳膀胱经、足少阴肾经、足少阳胆经穴位及经外奇穴。局部取穴主治膝痛、腰背痛、膝部屈伸不利等腰膝关节类疾病（表4-9-1、表4-9-2、图4-9-1）。

表 4-9-1　膝部经络腧穴概述

经络	腧穴	局部应用主治
足阳明胃经（ST）	犊鼻	肩痛、腰脊强痛、膝痛、腿痛、下肢麻痹、脚气等经络痛证；小便不利、阳痿、月经不调、崩漏等泌尿生殖系统疾患；腹满、呕吐、吞酸等脾胃系病症；黄疸、胁痛、口苦、小儿惊风、癫狂等肝胆系病症
足太阳膀胱经（BL）	委阳、委中	
足少阴肾经（KI）	阴谷	
足少阳胆经（GB）	膝阳关、阳陵泉	
经外奇穴（EX）	鹤顶、内膝眼	

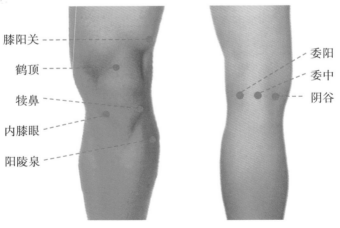

图 4-9-1　膝部诸穴

表 4-9-2 膝部穴位临床应用

穴位	归经	定位	局部应用主治	刺灸法
鹤顶 （EX-LE2）	经外奇穴	髌底中点的上方凹陷中	膝痛、足胫无力、瘫痪	直刺 1~1.5 寸
犊鼻 （ST35）	足阳明胃经	髌韧带外侧凹陷中	膝痛、关节屈伸不利、脚气	屈膝，向后内斜刺 1~1.5 寸
内膝眼 （EX-LE4）	经外奇穴	髌韧带内侧凹陷处的中央	膝痛、腿痛、脚气	向膝中斜刺0.5~1 寸
委阳 （BL39）	足太阳膀胱经	腘横纹上，股二头肌腱的内侧缘	腹满、小便不利、腰脊强痛、下肢挛痛	直刺 1~1.5 寸
委中 （BL40）	足太阳膀胱经	腘横纹中点	腰痛、下肢痿痹、中风昏迷、半身不遂、腹痛、小便不利、遗尿	直刺 1~1.5寸，或用三棱针点刺腘静脉出血
阴谷 （KI10）	足少阴肾经	在腘窝内侧，屈膝时，当半腱肌肌腱与半膜肌肌腱之间	阳痿、月经不调、崩漏、小便不利、阴中痛、癫狂、膝股内侧痛	直刺 1~1.5 寸
膝阳关 （GB33）	足少阳胆经	股骨外上髁后上缘，股二头肌腱与髂胫束之间的凹陷中	膝腘肿痛挛急、小腿麻木	直刺 1~1.5 寸
阳陵泉 （GB34）	足少阳胆经	腓骨头前下方凹陷中	胁痛、口苦、呕吐、半身不遂、下肢痿痹、黄疸、小儿惊风	直刺 1~1.5 寸

第十节　踝部诸穴

一、外踝诸穴

踝部主要有足阳明胃经、足少阳胆经、足太阳膀胱经、足少阴肾经、足太阴脾经、足厥阴肝经穴位。局部取穴主治下肢痿痹、足下垂、足踝肿痛等腰踝关节类疾病（表 4-10-1、表 4-10-2、图 4-10-1）。

表 4-10-1　外踝经络腧穴概述

经络	腧穴	局部应用主治
足阳明胃经（ST）	解溪	下肢痿痹、踝关节病、足内翻、足下垂等下肢、踝关节疾患
足少阳胆经（GB）	丘墟	
足太阳膀胱经（BL）	昆仑	

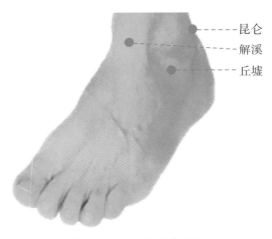

图 4-10-1　外踝部诸穴

表 4-10-2　外踝部穴位临床应用

穴位	归经	定位	局部应用主治	刺灸法
解溪 （ST41）	足阳明胃经	踝关节前面中央凹陷中，拇长伸肌腱与趾长伸肌腱之间	头痛、眩晕、癫狂、腹胀、便秘、下肢痿痹	直刺 0.5～1 寸
丘墟 （GB40）	足少阳胆经	外踝的前下方，趾长伸肌腱的外侧凹陷中	颈项痛、胸胁胀痛、下肢痿痹、疟疾、外踝肿痛、足下垂	直刺 0.5～0.8 寸
昆仑 （BL60）	足太阳膀胱经	外踝尖与跟腱之间的凹陷中	头痛、项强、目眩、鼻衄、肩背拘急、腰痛、脚跟痛、小儿痫证、难产	直刺 0.5～0.8寸。孕妇禁用

二、内踝诸穴

内踝部的穴位（表 4-10-3、表 4-10-4、图 4-10-2）。

表 4-10-3　内踝经络腧穴概述

经络	腧穴	局部应用主治
足厥阴肝经（LR）	中封	内踝肿痛等踝关节疾患
足太阴脾经（SP）	商丘	
足少阴肾经（KI）	照海	

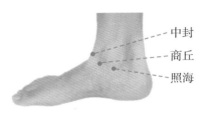

图 4-10-2　内踝部诸穴

表 4-10-4　内踝部穴位临床应用

穴位	归经	定位	局部应用主治	刺灸法
中封 （LR4）	足厥阴 肝经	内踝前，胫 骨前肌肌腱的 内侧缘凹陷中	疝气、遗精、 小便不利、腹 痛、内踝肿痛	直刺 0.5～0.8 寸
商丘 （SP5）	足太阴 脾经	内踝前下 方，舟骨粗隆 内侧缘后际	腹胀、肠鸣、 泄泻、便秘、食 不化、癫狂、足 踝痛、痔疾	直刺 0.3～0.8 寸
照海 （KI6）	足少阴 肾经	内踝尖下 1 寸，内踝下缘 边际凹陷中	痫证、失眠、 小便不利、小便 频数、咽干咽 痛、目赤肿痛、 月经不调、痛 经、赤白带下	直刺 0.5～0.8 寸

第十一节　手足末端诸穴

一、手部末端诸穴

手部主要有手阳明大肠经、手少阳三焦经、手太阳小肠经、手太阴肺经、手厥阴心包经、手少阴心经穴位。局部取穴主治肺系热病、五官病等疾病（表 4-11-1、表 4-11-2、图 4-11-1）。

表 4-11-1　手部末端经络腧穴概述

经络	腧穴	局部应用主治
手太阴肺经（LU）	少商	咽喉肿痛、鼻衄、高热、齿痛等热病；昏迷、癫狂、心悸、心痛、中暑、昏厥、小儿惊风等急症
手阳明大肠经（LI）	商阳	
手厥阴心包经（PC）	中冲	
手少阳三焦经（TE）	关冲	
手少阴心经（HT）	少冲	
手太阳小肠经（SI）	少泽	
经外奇穴（EX）	十宣	

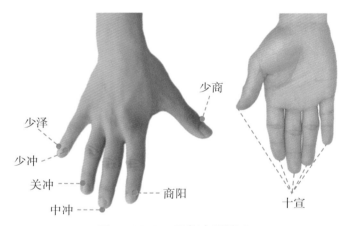

图 4-11-1　手部末端诸穴

表 4-11-2　手部末端穴位临床应用

穴位	归经	定位	局部应用主治	刺灸法
少商 （LU11）	手太阴肺经	拇指末节桡侧，指甲根角侧上方0.1寸（指寸）	咽喉肿痛、中风昏迷、中暑呕吐、小儿惊风、癫狂、咳嗽、鼻衄	浅刺0.1寸，或点刺出血

穴位	归经	定位	局部应用主治	刺灸法
商阳 （LI1）	手阳明大肠经	食指末节桡侧，指甲根角侧上方0.1寸（指寸）	咽喉肿痛、耳鸣耳聋、中风昏迷、热病无汗、下齿痛、青盲	浅刺0.1寸，或点刺出血
中冲 （PC9）	手厥阴心包经	中指末端最高点	心痛、昏迷、舌强肿痛、热病、小儿夜啼、中暑、昏厥	浅刺0.1寸，或点刺出血
关冲 （TE1）	手少阳三焦经	第4指末节尺侧，指甲根角侧上方0.1寸（指寸）	头痛、目赤、耳聋、喉痹、热病、昏厥	浅刺0.1寸，或点刺出血
少冲 （HT9）	手少阴心经	小指末节桡侧，指甲根角侧上方0.1寸（指寸）	心悸、心痛、癫狂、热病、中风昏迷	浅刺0.1寸，或点刺出血
少泽 （SI1）	手太阳小肠经	小指末节尺侧，指甲根角侧上方0.1寸（指寸）	头痛、目翳、咽喉肿痛、乳痈、乳汁少、昏迷、热病、耳鸣、耳聋	浅刺0.1寸，或点刺出血
十宣 （EX-UE11）	经外奇穴	十指尖端，距指甲游离缘0.1寸（指寸），左右共10穴	昏迷、癫痫、高热、咽喉肿痛	浅刺0.1～0.2寸，或点刺出血

二、足部末端诸穴

足部主要有足阳明胃经、足少阳胆经、足太阳膀胱经、足太阴脾经、足厥阴肝经穴位。局部取穴主治妇科与产科病、神志病、五官病等（表4-11-3、表4-11-4、图4-11-2）。

表 4-11-3　足部末端经络腧穴概述

经络	腧穴	局部应用主治
足太阴脾经（SP）	隐白	月经过多、崩漏、子宫脱垂、胎位不正、滞产等妇科与产科病证；便血、尿血等慢性出血证；癫狂、多梦、惊风等神志病；腹满、暴泻等肠胃病证；遗尿、癃闭、五淋、尿血等前阴病，鼻衄、齿痛、喉痹、目赤肿痛、咽喉肿痛等实热性五官病证
足厥阴肝经（LR）	大敦	
足阳明胃经（ST）	厉兑	
足少阳胆经（GB）	足窍阴	
足太阳膀胱经（BL）	至阴	

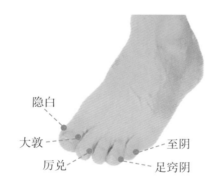

图 4-11-2　足部末端诸穴

表 4-11-4　足部末端穴位临床应用

穴位	归经	定位	局部应用主治	刺灸法
隐白（SP1）	足太阴脾经	大趾末节内侧，趾甲根角侧后方 0.1 寸（指寸）	腹胀、便血、尿血、崩漏、月经过多、癫狂、多梦、惊风、昏厥	浅刺 0.1 寸，或点刺出血
大敦（LR1）	足厥阴肝经	大趾末节外侧，趾甲根角侧后方 0.1 寸（指寸）	疝气、遗尿、月经不调、经闭、崩漏、子宫脱垂、癫痫、小儿惊风	浅刺 0.1 ~ 0.2 寸，或点刺出血

续表

穴位	归经	定位	局部应用主治	刺灸法
厉兑 （ST45）	足阳明 胃经	第2趾末节外侧，趾甲根角侧后方0.1寸（指寸）	面肿、齿痛、口喝、鼻衄、热病、多梦、癫狂	浅刺0.1寸，或点刺出血
足窍阴 （GB44）	足少阳 胆经	第4趾末节外侧，趾甲根角侧后方0.1寸（指寸）	头痛、目赤肿痛、耳聋、失眠、胁痛、足痛	浅刺0.1~0.2寸，或点刺出血
至阴 （BL67）	足太阳 膀胱经	小趾末节外侧，趾甲根角侧后方0.1寸（指寸）	头痛、鼻塞、鼻衄、目痛、胞衣不下、胎位不正、难产	浅刺0.1寸。胎位不正用灸法

第五章　循经取穴

第一节　循行经过巅顶、脑的经脉

会于巅顶及循行入脑的经脉见表 5-1-1。

表 5-1-1　会于巅顶及循行入脑的经脉

经脉	会于巅顶	循行入脑	经脉循行原文
足太阳膀胱经	√	√	上额，交巅……其支者，从巅至耳上角……其直者，从巅入络脑，还出别下项
足厥阴肝经	√		上出额，与督脉会于巅
督脉	√	√	上至风府，入属于脑，上巅，循额
阳跷脉		√	会睛明，入脑，下耳后

速记口诀：电脑旁读书蚊子多，得用电杆挠痒。
<small>（巅顶 脑 膀胱 督　　　　　　　　巅顶 肝 脑 阳跷）</small>

第二节　循行经过五官的经脉

一、循行经过目的经脉（表 5-2-1）

表 5-2-1　循行经过目的经脉

外眼角		内眼角		眼下		目系	
经脉	经脉循行原文	经脉	经脉循行原文	经脉	经脉循行原文	经脉	经脉循行原文
手太阳小肠经	从缺盆循颈上颊，至目锐眦，却入耳中	手太阳小肠经	抵鼻，至目内眦（斜络于颧）	手太阳小肠经	别颊，上䪼，抵鼻	手少阴心经	上挟咽，系目系

续表

外眼角		内眼角		眼下		目系	
经脉	经脉循行原文	经脉	经脉循行原文	经脉	经脉循行原文	经脉	经脉循行原文
手少阳三焦经	前交颊，至目锐眦	足太阳膀胱经	膀胱足太阳之脉，起于目内眦，上额，交巅	手少阳三焦经	直上出耳上角，以屈下颊至䪼	足厥阴肝经	上入颃颡，连目系，上出额
足少阳胆经	胆足少阳之脉，起于目锐眦，上抵头角……出走耳前，至目锐眦后	阴跷脉	入頄，属目内眦，合于太阳、阳跷而上行	足少阳胆经	合于手少阳，抵于䪼，下加颊车		
		阳跷脉	循面，交目内眦，会睛明				

速记口诀：小姐管家内 外 兼辖，下雨外 出接三担米。请胖二乔入 内 常住，种木犀也甘心送人。

二、循行经过耳的经脉（表 5-2-2）

表 5-2-2　循行经过耳的经脉

循行经过耳的经脉	经脉循行原文
足阳明胃经	循颊车，上耳前，过客主人
手太阳小肠经	至目锐眦，却入耳中
足太阳膀胱经	其支者，从巅至耳上角

续表

循行经过耳的经脉	经脉循行原文
手少阳三焦经	上项，系耳后，直上出耳上角，以屈下颊至……其支者，从耳后入耳中，出走耳前，过客主人
足少阳胆经	上抵头角，下耳后，循颈……其支者，从耳后入耳中，出走耳前
阳跷脉	入脑，下耳后，入风池

速记口诀：六 阳 结伴而行，手阳明缺席，阳跷补上。
（手足阳明、太阳、少阳）（耳）（手阳明（席））（阳跷（上））

三、循行经过鼻的经脉（表5-2-3）

表5-2-3　循行经过鼻的经脉

循行经过鼻的经脉	经脉循行原文
手阳明大肠经	左之右，右之左，上挟鼻孔
足阳明胃经	旁约太阳之脉，下循鼻外，入上齿中
手太阳小肠经	上頔，抵鼻，至目内眦（斜络于颧）
督脉（鼻柱）	循额，至鼻柱，经素髎、水沟，会手足阳明

速记口诀：都督太尉比大小（都督驻军在外，敢与太尉比大小）。
（督）（胃鼻大肠小肠）（督鼻柱）（胃）（鼻大肠小肠）

四、循行经过口、唇、舌、齿的经脉（表5-2-4）

表5-2-4　循行经过口、唇、舌、齿的经脉

口		唇		舌		齿	
经脉	经脉循行原文	经脉	经脉循行原文	经脉	经脉循行原文	经脉	经脉循行原文
手阳明大肠经	贯颊，入下齿中，还出挟口，交人中	足阳明胃经	入上齿中，还出挟口，环唇，下交承浆	足太阴脾经	挟咽，连舌本，散舌下	手阳明大肠经	贯颊，入下齿中，还出挟口，交人中

续表

口		唇		舌		齿	
经脉	经脉循行原文	经脉	经脉循行原文	经脉	经脉循行原文	经脉	经脉循行原文
足阳明胃经	下循鼻外，入上齿中，还出挟口，环唇，下交承浆	足厥阴肝经	从目系下颊里，环唇内	足少阴肾经	循喉咙，挟舌本	足阳明胃经	下循鼻外，入上齿中，还出挟口，环唇，下交承浆
任脉	至咽喉，上颐循面入目						
冲脉	会咽喉，络唇口，其气血渗诸阳						

速记口诀：口齿利虽可扬 名（手、足阳明经）于外，远志存才能敢为人先。剩匹夫却敢舌战群儒，存口粮仍然折冲万里。

五、循行经过咽喉的经脉（表5-2-5）

表5-2-5　循行经过咽喉的经脉

循行经过咽喉的经脉	经脉循行原文
手太阴肺经	从肺系，横出腋下
足阳明胃经	下人迎，循喉咙，入缺盆
足少阴肾经	入肺中，循喉咙，挟舌本
足厥阴肝经	布胁肋，循喉咙之后，上入颃颡，连目系
任脉	上关元，至咽喉，上颐循面入目
冲脉	从胸中上行，会咽喉，络唇口
阴跷脉	上循胸里，至咽喉，会冲脉
阴维脉	行于腹第三侧线，上咽，与任脉会于天突、廉泉

记口诀：埃及艳后八字不全：五行（咽、喉）缺火（已有肝木、胃土、肺金、肾水，故缺火），三歧缺督（督脉、任脉、冲脉一源三歧，任、冲已在，故缺督脉），跷维缺阳（阴跷、阴维俱在，故缺阳跷、阳维）。

234

第三节　循行经过不同脏腑的经脉

循行经过不同脏腑的经脉见表 5-3-1。

表 5-3-1　循行经过不同脏腑的经脉

脏腑	所属经脉	所络经脉	其他联络经脉	经脉循行原文
心	手少阴心经	手太阳小肠经	足太阴脾经	别上膈，注心中
			足少阴肾经	从肺出，络心，注胸中
小肠	手太阳小肠经	手少阴心经	/	/
肺	手太阴肺经	手阳明大肠经	手少阴心经	复从心系，却上肺，下出腋下
			足少阴肾经	从肾上贯肝膈，入肺中，循喉咙……其支者，从肺出，络心
			足厥阴肝经	别贯膈，上注肺
大肠	手阳明大肠经	手太阴肺经		
脾	足太阴脾经	足阳明胃经		
胃	足阳明胃经	足太阴脾经	手太阳小肠经	下膈，抵胃，属小肠
			足厥阴肝经	抵小腹，挟胃，属肝
肝	足厥阴肝经	足少阳胆经	足少阴肾经	其直者，从肾上贯肝膈，入肺中
胆	足少阳胆经	足厥阴肝经		
肾	足少阴肾经	足太阳膀胱经		
膀胱	足太阳膀胱经	足少阴肾经		

续表

脏腑	所属经脉	所络经脉	其他联络经脉	经脉循行原文
心包	手厥阴心包经	手少阳三焦经		
三焦	手少阳三焦经	手厥阴心包经		

速记口诀：心肺脾肝肾心包，小大胃胆膀三焦。脏腑表里互属络，却有四例额外多。

心为君受 先_{脾为后天之本，肾为先天之本} 后天，肺连心俯肾肝遥，胃接小肠肝连襟，肝肾同源下焦保。

第四节 循行经过胸腹部的经脉

循行经过胸腹部的经脉（见表 5-4-1）。

表 5-4-1 循行经过胸腹部的经脉

循行经过胸腹部的十二经脉		循行经过胸腹部的奇经八脉	
经脉	经脉循行原文	经脉	经脉循行原文
足太阴脾经	上膝股内前廉，入腹，属脾	任脉	上循毛际，循腹里，上关元
足少阴肾经	络心，注胸中	冲脉	出于气街，并足少阴肾经挟脐上行，至胸中而散
足厥阴肝经	环阴器，抵小腹，挟胃	带脉	起于季胁，回身一周
足阳明胃经	其直者，从缺盆下乳内廉，下挟脐，入气街中	阴跷脉	入阴，上循胸里，至咽喉
足少阳胆经	循胸，过季胁，下合髀厌中	阴维脉	阴维起于诸阴交，从腨、股内廉上行入腹，行于腹第三侧线，上咽

速记口诀：从一位一窍不通的 粗_{冲 阴维} 犷_{阴跷}之辈，成为胸有成_{除膀胱经}_{胸腹}竹_{足三阴、三阳经} 的一代仁君_{带 任}。

第五节　循行经过腰背部的经脉

循行经过腰背部的经脉（见表 5-5-1）。

表 5-5-1　循行经过腰背部的经脉

循行经过腰背部的十二经脉		循行经过腰背部的奇经八脉	
经脉	经脉循行原文	经脉	经脉循行原文
足太阳膀胱经	循肩髆内，挟脊抵腰中，入循膂……其支者，从腰中，下挟脊，贯臀	督脉	经长强，行于后背正中，上至风府
		带脉	起于季胁，回身一周

速记口诀：早出晚归，背朝^{腰背}太^{足太阳膀胱经}阳，独自还^督贷^带。

第六节　循行经过会阴的经脉

循行经过会阴的经脉（见表 5-6-1）。

表 5-6-1　循行经过会阴的经脉

循行经过会阴的经脉	经脉循行原文
足少阳胆经	出气街，绕毛际，横入髀厌中
足厥阴肝经	入毛中，环阴器，抵小腹
督脉	起于少腹以下骨中央（胞中），下出会阴，经长强
任脉	起于胞中，出于会阴，上循毛际
冲脉	起于肾下胞中，经会阴，出于气街
阴跷脉	直上循阴股，入阴，上循胸里

速记口诀：都督仁义，冲银翘散给将军中正饮。

第六章　辨证取穴

在临床实践中要提高针灸疗效，需要以诊断为基础，紧扣经脉循行，归经辨证，熟记穴位主治，明性配穴，依法定方，据证取穴。接下来我们将从经络辨证、八纲辨证取穴、常见养生保健腧穴、特异性取穴、特定穴临床应用五个方面阐述穴位的临床应用。

第一节　经络辨证取穴

十二经脉主治（见表 6-1-1）。

表 6-1-1　十二经脉主治

十二经脉	常见病候	经络辨证选穴配穴法
手太阴肺经	肺胀、咳喘、胸部满闷；缺盆中痛；肩背痛，或肩背寒，少气，洒淅寒热，自汗出，臑或臂内前廉痛，常中热，小便频数或色变等。	1. 本经配穴法 未涉及其他脏腑、经脉时（即本经自病，不及他经），即遵循"不盛不虚，以经取之"的治疗原则，只选取本经脉的腧穴配伍成方。
手阳明大肠经	齿痛、颈肿；咽喉肿痛，鼻衄，目黄口干；肩臂前侧疼痛；拇、食指疼痛、活动障碍。	2. 表里经配穴 当某一经脉及其所属的脏腑、组织器官发生病变时，除了选用本经腧穴以外，根据"从阴引阳，从阳引阴"，可选用相表里经脉上的腧穴来治疗。表里经选穴既适用于表经或里经单独发病的情况，更适
足阳明胃经	壮热、汗出、头痛、颈肿、咽喉肿痛、齿痛，或口角㖞斜，鼻流浊涕；或鼻衄；惊惕狂躁；或消谷善饥，脘腹胀满；或膝腹肿痛，胸乳部、腹股部、下肢外侧、足背、足中趾等多处疼痛、活动受限。	

续表 1

十二经脉	常见病候	经络辨证选穴配穴法
足太阴脾经	舌本强、食则呕、胃脘痛、腹胀善噫，得后与气则快然如衰，身体皆重；舌本痛、体不能动摇、食不下、烦心、心下急痛、溏泄、癥瘕、黄疸，不能卧，股膝内肿厥，足大趾不用。	合于表里经同病的情况，首选腧穴是表里两经的络穴和原穴。 3. 同名经配穴 此法是在同名经"同气相通"的理论指导下，以手足同名经腧穴相配。如常见的有头痛的分经论治，结合头痛的部位辨位归经，确定属于何经之痛，按经论治。 4. 子母经配穴 此法是参照五脏六腑和十二经脉的五行属性，根据"虚则补其母，实则泻其子"的治疗原则制定的配穴方法。 5. 交会经配穴 此法即按经脉的交叉、交会情况来配穴，某一病变部位有数条经脉交会或某一病证与数条交会经脉有关，都可按此法配穴。例如，髀枢部疼痛或足太阳、足少阳两型坐骨神经痛均可选取环跳穴；泌尿、生殖系疾患和妇科病，多与任脉、足三阴经病理变化相关，故常取任脉的关元、中极、足三阴经与任脉的交会穴三阴交。 6. 根据部位分经配穴法 按照肢体相应部位选配类似经脉的腧穴，例如下
手少阴心经	心胸烦闷疼痛、咽干、渴而欲饮、目黄、胁痛、臑臂内侧后缘痛厥，掌中热。	
手太阳小肠经	耳聋、目黄、咽痛；肩似拔、臑似折；颈项肩臑肘臂外后廉痛。	
足太阳膀胱经	发热、恶风寒、鼻塞流涕、头痛、项背强痛；目似脱、项如拔、腰似折、腘如结、腨如裂；癫痫、狂证、疟疾、痔疮；腰脊、腘窝、腓肠肌、足跟和小趾等处疼痛、活动障碍。	
足少阴肾经	面黑如漆柴、头晕目眩；气短喘促、咳嗽咯血；饥不欲食、心胸痛、腰脊下肢无力或痿厥、足下热痛；心烦、易惊、善恐、口热舌干、咽肿。	
手厥阴心包经	手心热、臂肘挛急、腋肿，甚则胸胁支满、心烦、心悸、心痛、喜笑不休、面赤、目黄等。	
手少阳三焦经	耳聋、心胁痛、目锐眦痛、颊部耳后疼痛、咽喉肿痛、汗出、肩肘、前臂痛、小指、食指活动障碍。	

239

十二经脉	常见病候	经络辨证选穴配穴法
足少阳胆经	口苦、善太息，心胁痛不能转侧，甚则面微有尘，体无膏泽，足外反热。头痛颔痛，缺盆中肿痛，腋下肿，马刀侠瘿，汗出振寒为疟，胸、胁、肋髀、膝外至胫、绝骨外踝前及诸节皆痛，足小趾、次趾不用。	肢外侧和腰背部病变选取足三阳经穴互配。 7. 阴经经脉腧穴互配法 不局限于同名阴经经穴之间相配伍，例如咽喉病变取手太阴经腧穴列缺、少商配足少阴经腧穴照海、涌泉。 8. 阳经经脉腧穴互配法 不局限于同名阳经经穴之间相配伍，例如各种热病取手阳明经腧穴合谷、曲池配手少阳经腧穴外关。
足厥阴肝经	腰痛不可俯仰，面色晦暗，咽干、胸满、泄泻、呕吐、遗尿或癃闭，疝气或妇女少腹痛。	

第二节　八纲辨证取穴

　　八纲，就是表、里、虚、实、寒、热、阴、阳八个辨证的纲领，即任何一种疾病，从大体病位来说，总离不开表或里；从基本性质来说，一般可区分为寒与热，从邪正斗争的关系来说，主要反映为实或虚；从病证类别来说，都可归属于阴或阳两大类。本节将从八纲辨证的角度指导临床常见证型的取穴配穴（表6-2-1）。

表 6-2-1 八纲辨证取穴

八纲辨证	常见证候	常用穴位	
表证	发热、恶寒、头身痛、鼻塞、咳嗽、流涕、咽喉痛、舌红苔薄白、脉浮。	肺经	列缺、尺泽、太渊
		大肠经	合谷
		三焦经	外关
		膀胱经	玉枕、大杼、风门
		督脉	大椎、陶道、风府
		胆经	风池
		经外奇穴	太阳
里证	便秘、泄泻、烦躁、头晕等脏腑病变。	常与脏腑辨证相结合，无特定穴位	
寒证 / 阴证	寒证：面色苍白、恶寒喜暖、口淡不渴、四肢不温、小便清长、大便稀溏、舌质淡白、苔白滑润、脉紧或迟。	脾经	大横、腹结、大都、漏谷、地机
	阴证 / 虚寒证：面色苍白、精神不振、少气懒言、口淡不渴、畏寒肢冷、小便清长、大便溏泄、舌淡苔白、脉沉无力。	膀胱经	胃俞、大肠俞、气海俞、关元俞、会阳
热证 / 阳证	热证：面红耳赤、发热、口渴饮冷、烦躁不安、小便短赤、大便干燥、舌红苔黄、脉数。	清心热	小海、少海、通里、阴郄、神门、少府、曲泽
		清肺热	尺泽、孔最、鱼际、合谷、前谷

八纲辨证	常见证候	常用穴位	
热证 / 阳证	阳证 / 实热证：发热壮热、面红耳赤、声高息粗、渴喜冷饮、烦躁不安、小便短赤、大便干结、舌红苔黄、脉洪数有力。	清肝胆热	阳白、头临泣、五枢、胆囊、光明、中封、足临泣、地五会、侠溪、悬钟
		清胃肠热	曲池、手三里、合谷、二白、肓门、小肠俞、阑尾、上巨虚、下巨虚、解溪、冲阳、内庭
		清三焦热	支沟、外关、阳池、渊腋
		清膀胱热	昆仑、中极
		其他	角孙、耳尖、八邪、八风、井穴
虚证	少气懒言、全身疲倦乏力、声音低沉、动则气短、易出汗，头晕心悸、面色萎黄、食欲不振，虚热，自汗，脱肛，子宫下垂、舌淡而胖、舌边有齿痕，脉弱等。	气虚 肺经	太渊、中府
		大肠经	合谷
		胃经	足三里
		脾经	阴陵泉
		膀胱经	肺俞、脾俞
		肾经	太溪
		督脉	百会
		任脉	气海、关元
	面色萎黄苍白，唇爪淡白，头晕乏力，眼花心悸，失眠多梦，大便干燥，妇女经水愆期、量少色淡、舌质淡、苔滑少津，脉细弱等。	血虚 脾经	三阴交
		心经	神门
		肝经	曲泉
		膀胱经	心俞、肝俞

续表 2

八纲辨证	常见证候	常用穴位		
虚证	潮热、盗汗、手足心热、消瘦、口干咽燥、小便短赤、舌红少苔、脉细数无力。	阴虚	脾经	三阴交
			肝经	曲泉
			肾经	太溪、照海、然谷、复溜、大赫、涌泉
			膀胱经	肺俞、膏肓
	神疲乏力、面色苍白、少气懒言、畏寒肢冷、自汗、口淡不渴、大便溏薄、小便清长、舌淡苔白而润、脉虚弱等。	阳虚	督脉	百会、命门、腰阳关
			任脉	神阙、气海、关元、石门
			心经	神门
			胃经	足三里
			脾经	公孙、商丘、太白
			肾经	石关、商曲
			膀胱经	心俞、脾俞、肾俞、中膂俞、志室、仆参、束骨
			胆经	环跳、京门
实证	胸胁脘腹等部位闷胀、胀痛、窜痛、攻痛、时轻时重，或部位移动，常随嗳气、矢气而减轻，多因情志变化而加重或减轻，脉弦，舌象正常等。	气滞	肺经	侠白、经渠
			胃经	缺盆、人迎、乳根、外陵、天枢
			脾经	大包、胸乡、府舍
			心经	极泉、青灵
			小肠经	天容

八纲辨证	常见证候	常用穴位		
实证		气滞	膀胱经	厥阴俞、肝俞、胆俞、魂门、膈关、肾俞
			肾经	步廊、阴都、腹通谷、肓俞
			心包经	天池、天泉
			胆经	悬钟、阳陵泉、日月、辄筋、外丘
			肝经	章门、期门、中都、急脉、太冲、行间
			督脉	至阳、中枢
			任脉	鸠尾、巨阙、中庭、膻中
			经外奇穴	胃脘下俞、痞根、中魁
	局部刺痛，痛处不移，痛而拒按，夜间加剧，肌肤粗糙如鳞甲，面色晦暗，口唇色紫，舌质紫黯，或有瘀点、瘀斑，脉沉涩等。	血瘀	肺经	太渊
			小肠经	养老
			脾经	隐白、血海、三阴交
			膀胱经	膈俞、合阳
			任脉	阴交

续表4

八纲辨证	常见证候			常用穴位	
实证	咳痰、胸闷咳喘、头晕目眩、心悸气短、恶心呕吐、神昏谵狂、头重如裹、肢体重着、脘腹胀满、食欲不振、口腻或口甜、腹胀便溏、小便不利、水肿、舌苔厚腻、脉滑。		痰湿水饮	胃经	丰隆（偏祛痰）、陷谷、水道
				脾经	阴陵泉（偏化湿）、箕门
				膀胱经	膀胱俞、三焦俞、委阳、胞肓
				肾经	复溜、大钟
				任脉	中极、曲骨、水分
	不思乳食，脘腹胀痛，呕吐物酸臭，大便易稀，味臭如败卵，舌红苔厚腻、脉滑。		积滞/食积	任脉	下脘、建里、中脘、上脘
				胃经	不容、承满、梁门、关门、太乙
				脾经	腹哀、食窦
				肾经	幽门

第三节　常见养生保健腧穴

常见养生保健腧穴（见表6-3-1）。

表6-3-1　常见养生保健腧穴

分部	腧穴	功效	主治	刺灸法	保健特点
头面部	百会（GV20）	熄风醒脑，升阳固脱	头痛、眩晕、中风失语、癫狂、脱肛、泄泻、子宫脱垂、健忘、不寐	平刺0.5~0.8寸	调节全身诸阳经经气要穴，有温通经络、升阳固脱、回阳救逆、强壮身体之效

续表 1

分部	腧穴	功效	主治	刺灸法	保健特点
头面部	风池（GB20）	平肝熄风，清热解表，清头明目	头痛、眩晕、目赤肿痛、鼻渊、鼻衄、耳鸣、耳聋、颈项强痛、感冒、癫痫、中风、热病	针尖微下，向鼻尖斜刺 0.8～1.2寸，或平刺透风府穴，深部为延髓，必须严格掌握针刺角度与深度	明目醒脑开窍要穴
	大椎（GV14）	清热解表，截疟止痛	热病、疟疾、咳嗽、气喘、骨蒸盗汗、癫痫、头痛项强、肩背痛、风疹	斜刺0.5～1寸	退热要穴
	睛明（BL1）	祛风清热明目	目赤肿痛、迎风流泪、胬肉攀睛、视物不明、近视、夜盲、目翳	嘱闭目，医者左手轻推眼球向外侧固定，左手缓慢进针，紧靠眶缘直刺 0.3～0.5寸；不捻转，不提插（或只轻微地捻转和提插）。不宜灸。针刺本穴容易引起内出血，出针后需用消毒干棉球按压片刻	明目要穴

246

分部	腧穴	功效	主治	刺灸法	保健特点
胸腹部	中脘（CV12）	和胃健脾，通降腑气	胃痛、呕吐、吞酸、呃逆、腹胀、泄泻、黄疸、癫狂	直刺 1～1.5 寸	养胃要穴
	神阙（CV8）	温阳益气，鼓舞气血	遗尿、小便频数、尿闭、泄泻、遗精、阳痿、疝气、月经不调、带下、不孕、中风脱证、虚劳羸瘦	因消毒不便，故一般不针，多用艾条灸或艾炷隔盐灸	强壮要穴，虚损诸病之主穴
	关元（CV4）			直刺 1～2 寸。孕妇慎用	
	气海（CV6）				
背腰部	肾俞（BL23）	温肾壮阳，补肾益气	遗精、阳痿、早泄、不孕不育、遗尿、月经不调、赤白带下、腰痛、头昏、耳鸣、耳聋、小便不利、水肿、咳喘少气	直刺 0.5～1 寸	温肾壮阳、培本固元、强健腰膝要穴
	命门（GV4）				
	膈俞（BL17）	宽胸理气，和血止血	胃脘痛、呕吐、呃逆、咳嗽、吐血	斜刺 0.5～0.8 寸，不宜直刺深刺，以免伤及内部重要脏器	养血生血、活血化瘀要穴
	膏肓（BL43）	理肺补虚，养阴调心	咳嗽、气喘、吐血、盗汗、肺结核、遗精、肩胛背痛	斜刺 0.5～0.8 寸，不宜直刺深刺	健脾胃、益肺肾、补气血、调五脏；"膏肓俞无不治，主羸瘦虚损"

分部	腧穴	功效	主治	刺灸法	保健特点
四肢部	合谷（LI4）	清热解表，明目聪耳，通络镇痛	头痛、齿痛、目赤肿痛、咽喉肿痛、失音、口眼㖞斜、半身不遂、痄腮、疔疮、经闭、腹痛、牙关紧闭、小儿惊风、鼻衄、耳鸣耳聋、发热恶寒、无汗、多汗、瘾疹、疟疾	直刺 0.5～1 寸；孕妇慎用	镇痛、镇静要穴
	内关（PC6）	宁心安神，疏肝和胃，止痛	心痛、心悸、胸闷、胸痛、胃痛、呕吐、呃逆、癫痫、上肢痹痛、偏瘫、失眠、眩晕、偏头痛、肘臂挛痛	直刺 0.5～1 寸	和胃止呕、养护心脏要穴，内脏疾病要穴，针麻镇痛常用穴
	阳陵泉（GB34）	疏肝利胆，舒筋活络	胁痛、口苦、呕吐、半身不遂、下肢痿痹、黄疸、小儿惊风	直刺 1～1.5 寸	舒筋活络要穴
	足三里（ST36）	和胃健脾，通腑化痰，升降气机	胃痛、呕吐、腹胀、肠鸣、消化不良、下肢痿痹、泄泻、痢疾、便秘、疳积、癫狂、中风、脚气、水肿、下肢不遂、虚劳羸瘦。	直刺 1～2 寸	全身强壮要穴，保健要穴，消化系统疾病常用要穴

续表4

分部	腧穴	功效	主治	刺灸法	保健特点
四肢部	三阴交（SP6）	健脾化湿，肃降肺气	肠鸣泄泻、腹胀、食不化、月经不调、崩漏、赤白带下、子宫脱垂、经闭、痛经、难产、产后血晕、恶露不尽、遗精、阳痿、早泄、阴茎痛、疝气、水肿、小便不利、遗尿、足痿痹痛、脚气、失眠、湿疹、荨麻疹、高血压、神经性皮炎、不孕	直刺1～1.5寸。孕妇不宜针	调补肝脾肾，尤治月经不调、崩漏带下、遗精阳痿等生殖系统疾患
	太溪（KI3）	益肾纳气，培土生金	头痛目眩、咽喉肿痛、齿痛、耳聋、气喘、胸痛咯血、消渴、月经不调、失眠、健忘、遗精、阳痿、小便频数、腰脊痛、下肢厥冷、内踝肿痛	直刺0.5～1寸	滋补肾阴要穴
	涌泉（KI1）	益肾调便，平肝熄风	头痛、头晕、小便不利、便秘、小儿惊风、足心热、癫证、昏厥	直刺0.5～1寸	补肾益精，疏调肝气，宁神开窍，安神健体

第四节　特异性取穴

一、具有双向调节作用的腧穴

（一）头面部（表6-4-1）

表6-4-1　头面部穴位

穴位	定位	归经	双向调节作用	刺灸法
百会（GV20）	前发际正中直上5寸	督脉	调节神志 方向1—醒脑开窍：中风、昏迷、痴呆 方向2—宁心安神：不寐	平刺0.5～0.8寸
素髎（GV25）	鼻尖的正中央	督脉	调节血压 方向1—升血压 方向2—降血压	向上斜刺0.3～0.5寸，或点刺出血，一般不灸
大椎（GV14）	第7颈椎棘突下凹陷中，后正中线上	督脉	调节寒热 方向1—祛风散寒：风寒感冒 方向2—疏风散热：风热感冒、低热	斜刺0.5～1寸

（二）腹部（表6-4-2）

表6-4-2　腹部穴位

穴位	定位	归经	双向调节作用	刺灸法
天枢（ST25）	横平脐中，前正中线旁开2寸	足阳明胃经	调节胃肠蠕动功能 方向1—促进蠕动：腹胀、便秘 方向2—抑制蠕动：泄泻	直刺1～1.5寸

续表

穴位	定位	归经	双向调节作用	刺灸法
中极 （CV3）	脐中下4寸，前正中线上	任脉	调节小便 方向1—通利小便：淋证、小便不利 方向2—固涩小便：遗尿、遗精	直刺0.5～1寸；内为膀胱，应在排尿后进行针刺。孕妇慎用

（三）上肢（表6-4-3）

表6-4-3　上肢穴位

穴位	定位	归经	双向调节作用	刺灸法
内关 （PC6）	腕掌侧远端横纹上2寸，掌长肌腱与桡侧腕屈肌腱之间	手厥阴心包经	调节心律 方向1—加快心律：心律过慢 方向2—减慢心律：心慌、心律过快	直刺0.5～1寸
合谷 （LI4）	第2掌骨桡侧中点处	手阳明大肠经	调节汗证 方向1—增加汗液排出：无汗 方向2—减少汗液排出：多汗	直刺0.5～1寸；孕妇慎用

（四）下肢（表6-4-4）

表6-4-4　下肢穴位

穴位	定位	归经	双向调节作用	刺灸法
足三里 （ST36）	犊鼻下3寸，距胫骨前缘一横指（中指）	足阳明胃经	调节胃肠功能 方向1—增强胃肠功能：消化不良、腹胀 方向2—抑制胃肠功能：胃痛、呕吐	直刺1～2寸

穴位	定位	归经	双向调节作用	刺灸法
复溜 （KI7）	内踝尖上 2寸，跟腱的前缘	足少阴肾经	调节汗证 方向 1—增加汗液排出：无汗 方向 2—减少汗液排出：多汗	直刺 0.5～1 寸
太冲 （LR3）	第 1、2 跖骨间，跖骨底结合部前方凹陷中，或触及动脉搏动	足厥阴肝经	补肝平肝 方向 1—补肝：月经不调、遗尿、癃闭 方向 2—平肝：头痛眩晕、目赤肿痛	直刺 0.5～0.8 寸
太溪 （KI3）	内踝尖与跟腱之间的凹陷中	足少阴肾经	调节肾阴肾阳 方向 1—调节肾阳：阳痿、遗精、腰脊痛、下肢厥冷 方向 2—调节肾阴：咽喉肿痛、消渴、失眠	直刺 0.5～1 寸
申脉、照海 （BL62） （KI6）	申脉：外踝尖直下，外踝下缘与跟骨之间的凹陷中 照海：内踝尖下 1寸，内踝下缘边际凹陷中	足太阳膀胱经 足少阴肾经	调节睡眠 方向 1—帮助睡眠：入睡困难、失眠 方向 2—抑制睡眠：嗜睡	申脉：直刺0.3～0.5 寸 照海：直刺0.5～0.8 寸

二、经验穴

（一）内科疾病

1. 情志病（表 6-4-5）

治疗情志病的经验穴主要有手厥阴心包经、督脉、经外奇穴穴位。局部取穴主治痫病、失眠以及痉病等精神情志类疾病。

表 6-4-5　情志病取穴

病证	穴位	定位	刺灸法
痫病	间使（PC5）	腕掌侧远端横纹上 3 寸，掌长肌腱与桡侧腕屈肌腱之间	直刺 0.5～1 寸
失眠	安眠	在项部，在翳风穴与风池穴连线之中点处	直刺 0.8～1.2 寸
痉病	印堂（GV29）	两眉毛内侧端中间的凹陷中	提捏局部皮肤，平刺 0.3～0.5 寸

2. 脾胃病（表 6-4-6）

治疗脾胃病的经验穴主要有手少阳三焦经、足少阴肾经、督脉穴位、经外奇穴。局部取穴主治消渴、便秘、肠痈、便血以及疳积等脾胃疾病。

表 6-4-6　脾胃病取穴

病证	穴位	定位	刺灸法
便秘	支沟（TE6）	腕背侧远端横纹上 3 寸，尺骨与桡骨间隙中点	直刺 0.5～1 寸
	照海（KI6）	内踝尖下 1 寸，内踝下缘边际凹陷中	直刺 0.5～0.8 寸

续表

病证	穴位	定位	刺灸法
消渴	胃脘下俞 （EX-B3）	横平第8胸椎棘突下，后正中线旁开1.5寸	向内斜刺0.3～0.5寸
肠痈	阑尾 （EX-LE7）	髌韧带外侧凹陷下5寸，胫骨前嵴外侧一横指（中指）	直刺1.5～2寸
便血	长强 （GV1）	尾骨下方，尾骨端与肛门连线的中点处	斜刺，针尖向上与骶骨平行刺入0.5～1寸，不得刺穿直肠，以防感染；不灸
疳积	四缝 （EX-UE10）	第2～5指掌面的近侧指间关节横纹的中央，一手4穴	直刺0.1～0.2寸，点刺出血或挤出少许黄色透明黏液

3. 肝胆病（表6-4-7）

治疗肝胆病的经验穴主要有督脉及经外奇穴穴位。局部取穴主治黄疸、胆囊病等肝胆疾病。

表6-4-7　肝胆病取穴

病证	穴位	定位	刺灸法
黄疸	至阳 （GV9）	第7胸椎棘突下凹陷中，后正中线上	斜刺0.5～1寸
胆囊病	胆囊 （EX-LE6）	腓骨小头直下2寸	直刺1～2寸

4. 肺系疾病（表6-4-8）

治疗肺系疾病的经验穴主要有手太阴肺经及经外奇穴穴位。局部取穴主治哮喘以及咯血等肺系疾病。

表 6-4-8　肺系疾病取穴

病证	穴位	定位	刺灸法
哮喘	定喘 （EX-B1）	横平第 7 颈椎棘突下，后正中线旁开 0.5 寸	直刺 0.5～0.8 寸
咯血	孔最 （LU6）	腕掌侧远端横纹上 7 寸，尺泽与太渊连线上	直刺 0.5～1 寸

（二）皮外伤科病（表 6-4-9）

治疗皮外伤科病的经验穴主要有督脉以及经外奇穴穴位。局部取穴主治痔疮、急性腰扭伤以及疔疮等皮外伤科疾病。

表 6-4-9　皮外伤科病取穴

病证	穴位	定位	针刺法
痔疮	二白 （EX-UE2）	腕掌侧远端横纹上 4 寸，桡侧腕屈肌腱的两侧，一肢 2 穴	直刺 0.5～0.8 寸
急性腰扭伤	腰痛点 （EX-UE7）	第 2、3 掌骨及第 4、5 掌骨之间，腕背侧横纹远端与掌指关节中点处，一手 2 穴	由两侧向掌中斜刺 0.3～0.8 寸
疔疮	灵台 （GV10） 身柱 （GV12）	灵台：第 6 胸椎棘突下凹陷中，后正中线上	斜刺 0.5～1 寸
		身柱：第 3 胸椎棘突下凹陷中，后正中线上	斜刺 0.5～1 寸

（三）妇科疾病

治疗妇科疾病的经验穴主要有足太阳膀胱经、足太阴脾经、足少阳胆经、手太阳小肠经、督脉、经外奇穴穴位。局部取穴主治痛经、崩漏、胎位不正、乳痈、缺乳等妇科疾病和脾胃疾病。

1. 月经病（表6-4-10）

表6-4-10　月经病取穴

病证	穴位	定位	刺灸法
痛经	次髎（BL32）	正对第2骶后孔中	直刺1~1.5寸
崩漏	隐白（SP1）	大趾末节内侧，趾甲根角侧后方0.1寸（指寸）	浅刺0.1寸，或点刺出血

2. 妊娠病（表6-4-11）

表6-4-11　妊娠病取穴

病证	穴位	定位	刺灸法
胎位不正	至阴（BL67）	小趾末节外侧，趾甲根角侧后方0.1寸	灸法

3. 产后病（表6-4-12）

表6-4-12　产后病取穴

病证	穴位	定位	针刺法
乳痈	肩井（GB21）	第7颈椎棘突与肩峰最外侧点连线的中点	直刺0.5~0.8寸，深部正当肺尖，不可深刺，孕妇禁针
缺乳	少泽（SI1）	小指末节尺侧，指甲根角侧上方0.1寸	浅刺0.1寸，或点刺出血。孕妇慎用
子宫脱垂	子宫（EX-CA1）	脐中下4寸，前正中线旁开3寸	直刺0.8~1.2寸

三、名家经验用穴

（一）四总穴歌 / 廿四总穴歌

四总穴，最早记载于明代徐凤撰写的《针灸大全》，依据《灵枢经·终始》"从腰以上者，手太阴阳明皆主之；从腰以下者，足太阴阳明皆主之"演变而来，分治头项、面口、肚腹、腰背等部的疾患，是古代医家临床经验的高度总结，也是针刺远端取穴的典范。

【记忆歌诀】

> 肚腹三里留，腰背委中求。
> 头项寻列缺，面口合谷收。
> 胸腹内关谋，胁肋用支沟。
> 酸痛取阿是，筋伤阳陵搜。
> 虚寒补中脘，妇科三阴交；
> 急救刺水沟，脱症百会灸。
> 退烧宜少商，降压用大椎；
> 中风十宣穴，救心刺中冲。
> 落枕针后溪，踝伤泻丘墟；
> 泄泻灸天枢，解表寻曲池。
> 臂举不自如，灵骨与太白；
> 感冒兼重咳，风门加肺俞。
> 廿四总穴歌，临床如有神；
> 时时勤练针，发心济世人！

（二）回阳九针歌

回阳九针穴，出自明代高武纂集的《针灸聚英》，是治疗阳气脱绝的主要穴位，为临床急救常用穴位，即哑门、劳宫、三阴交、涌泉、太溪、中脘、环跳、（足）三里、合谷九穴。

【记忆歌诀】

> 哑门劳宫三阴交，涌泉太溪中脘接，
> 环跳三里合谷并，此是回阳九针穴。

（三）天星十二穴并治杂病歌

天星十二穴，又称马丹阳天星十二穴，相传由道家马钰所创，收录于明代杨继洲所著《针灸大成》，分布于人体十二经脉，均为四肢穴位。歌诀总结了十二穴的定位、主治功效及针灸施术要点。

【记忆歌诀】

> 三里内庭穴，曲池合谷接。
> 委中承山配，太冲昆仑穴。
> 环跳与阳陵，通里并列缺。
> 合担用法担，合截用法截。
> 三百六十穴，不出十二诀。
> 治病如神灵，浑如汤泼雪。
> 北斗降真机，金锁教开彻。
> 至人可传授，匪人莫浪说。
> 三里膝眼下，三寸两筋间。
> 能通心腹胀，善治胃中寒，

肠鸣并泄泻，腿肿膝胻酸，
伤寒羸瘦损，气蛊及诸般。
年过三旬后，针灸眼便宽。
取穴当审的，八分三壮安。
内庭次趾外，本属足阳明。
能治四肢厥，喜静恶闻声，
瘾疹咽喉痛，数欠及牙疼，
疟疾不能食，针着便惺惺。

（针三分，灸三壮）
曲池拱手取，屈肘骨边求。
善治肘中痛，偏风手不收，
挽弓开不得，筋缓莫梳头，
喉闭促欲死，发热更无休，
遍身风癣癞，针着即时瘳。

（针五分，灸三壮）
合谷在虎口，两指歧骨间。
头疼并面肿，疟病热还寒，
齿龋鼻衄血，口噤不开言。
针入五分深，令人即便安。

（灸三壮）
委中曲瞅里，横纹脉中央。
腰痛不能举，沉沉引脊梁，
酸疼筋莫展，风痹复无常，
膝头难伸屈，针入即安康。

（针五分，禁灸）

承山名鱼腹，腨肠分肉间。

善治腰疼痛，痔疾大便难，

脚气并膝肿，辗转战疼酸，

霍乱及转筋，穴中刺便安。

（针七分，灸五壮）

太冲足大趾，节后二寸中。

动脉知生死，能医惊痫风，

咽喉并心胀，两足不能行，

七疝偏坠肿，眼目似云朦，

亦能疗腰痛，针下有神功。

（针三分，灸三壮）

昆仑足外踝，跟骨上边寻。

转筋腰尻痛，暴喘满冲心，

举步行不得，一动即呻吟，

若欲求安乐，须于此穴针。

（针五分，灸三壮）

环跳在髀枢，侧卧屈足取。

折腰莫能顾，冷风并湿痹，

腿胯连腨痛，转侧重欷歔。

若人针灸后，顷刻病消除。

（针二寸，灸五壮）

阳陵居膝下，外腨一寸中。

膝肿并麻木，冷痹及偏风，

举足不能起，坐卧似衰翁，

针入六分止，神功妙不同。

（灸三壮）

通里腕侧后，去腕一寸中。

欲言声不出，懊恼及怔忡，

实则四肢重，头腮面颊红，

虚则不能食，暴喑面无容，

毫针微微刺，方信有神功。

（针三分，灸三壮）

列缺腕侧上，次指手交叉。

善疗偏头患，遍身风痹麻，

痰涎频壅上，口噤不开牙，

若能明补泻，应手即如拿。

（针三分，灸五壮）

（四）孙思邈十三鬼穴歌

孙思邈十三鬼穴，出自唐代孙思邈所著《千金要方》，为治疗神志疾病的经验穴。

【记忆歌诀】

百邪颠狂所为病，针有十三穴须认。

凡针之体先鬼宫，次针鬼信无不应。

一一从头逐一求，男从左起女从右。

一针人中鬼宫停，左边下针右出针。

第二手大指甲下，名鬼信刺三分深。

三针足大指甲下，名曰鬼垒入二分。

四针掌后大陵穴，入寸五分为鬼心。

五针申脉名鬼路，火针三下七锃锃。

第六却寻大椎上，入发一寸名鬼枕。

七刺耳垂下五分，名曰鬼床针要温。

八针承浆名鬼市，从左出右君须记。

九针劳宫为鬼窟，十针上星名鬼堂。

十一阴下缝三壮，女玉门头为鬼藏。

十二曲池名鬼臣，火针仍要七锃锃。

十三舌头当舌中，此穴须名是鬼封。

手足两边相对刺，若逢孤穴只单通。

此是先师真口诀，狂猖恶鬼走无踪。

（五）老十针

老十针，是现代名老中医王乐亭教授融合李东垣《脾胃论》补中益气汤之方义，选取上脘、中脘、下脘、气海、天枢（双）、内关（双）、足三里（双）共7穴10针组成的经验穴。具调中健脾、理气和血、升清降浊、调理肠胃之功，主治肝胃不和、脾胃虚弱、消化不良等脾胃病症。

【记忆歌诀】

三脘气海与天枢，内关得配足三里，

调理胃肠老十针，气血充足保平安。

（六）督脉十三针

督脉十三针，是由现代名老中医王乐亭教授基于督脉定位和生理功能结合自身临床体会，根据督脉腧穴功能特点，遵循"精简、实用、稳效"原则，精选百会、风府、大椎、陶道、身柱、神道、至阳、筋缩、脊中、悬枢、命门、腰阳关、长强 13 穴组成。主治脑和脊髓病变或损伤引起的各种瘫痪（脑瘫、偏瘫、截瘫、痿证），神经症，癫痫等脑部、脊柱病证（表6-4-13）。

表6-4-13　督脉十三针穴位组成

腧穴	特性	功能
百会	诸阳之会，头气之街	醒脑开窍，培补真阳
风府	督脉入络于脑之处	清心宁神，醒脑开窍
大椎	全身诸阳经汇聚之穴	宣通诸阳，理气解表
陶道	督脉、足太阳膀胱经交会穴	通利胸椎，畅达阳气
身柱	气俞	强腰止痛，镇惊安神
神道	脏俞	补髓益精，健脑通脉
至阳	肺海	通气兴阳
筋缩	—	强腰柔筋
脊中		强健腰脊，镇静安神
悬枢		止痉强腰，调理脾胃
命门	元气之根，命火之门	培元益肾，强健腰膝
腰阳关	督脉阳气必经之关隘	转侧摆动，强健腰脊，补阳益肾
长强	督脉起始第一穴/督脉之根基	调补督脉，壮益阳气

【记忆歌诀】

督脉通阳主脑病，癫狂痉痿及脑风。

虚则头重高摇颠，实则脊强角反弓。

遗尿癃痔女不孕，邪走少腹病疝冲。

（七）醒脑开窍针法

醒脑开窍针法，是由石学敏院士基于"窍闭神匿，神不导气"的中风病总病机而创立，有"大醒脑"和"小醒脑"之分。其主穴内关和水沟刺激量较大，长期使用增加患者痛苦，后石学敏教授创立"小醒脑"。"大醒脑"适用于中风急性期及恢复期、后遗症期病情严重者；"小醒脑"适用于病情稳定，神志清醒的中风患者及恢复期、后遗症期病情较轻者（表6-4-14）。

表 6-4-14　醒脑开窍针法组方

组方	主方 I（"大醒脑"）	主方 II（"小醒脑"）
主穴	人中、内关（双）、三阴交（患）	内关（双）、三阴交（患）、上星、百会、印堂
辅穴	极泉（患）、尺泽（患）、委中（患）	极泉（患）、尺泽（患）、委中（患）
配穴	吞咽障碍：加风池、翳风、完骨 手指拘挛：加合谷 语言不利或失语：加廉泉、金津、玉液放血 足内翻：加丘墟透照海	
操作方法	内关：直刺 13～25 mm，采用捻转提插泻法，施手法 1 分钟。 水沟：向鼻中隔方向斜刺 7～13 mm，用重雀啄法，至眼球湿润或流泪为度。 三阴交：沿胫骨内侧缘与皮肤成 45°斜刺，进针 25～37 mm，用提插补法，以患侧下肢抽动 3 次为度。 极泉：原穴沿经下移 1 寸，避开腋毛，直刺 25～37 mm，用提插泻法，以患侧上肢抽动 3 次为度。 尺泽：屈肘成 120°，直刺 25 mm，用提插泻法，使患者前臂、手指抽动 3 次为度。 委中：仰卧直腿抬高取穴，直刺 13～25 mm，施提插泻法，使患侧下肢抽动 3 次为度。 风池、完骨、翳风：针向喉结，进针 50～63 mm，采用小幅度高频率捻转补法，每穴施手法 1 min。 合谷针向三间穴：进针 25～37 mm，采用提插泻法，使患者第二手指抽动或五指自然伸展为度。 上廉泉：针向舌根 37～50 mm，用提插泻法。 金津、玉液：用三棱针点刺放血，出血 1～2 mL。 丘墟透照海：进针 37～50 mm，局部酸胀为度。	

（八）靳三针

靳三针是靳瑞教授依据腧穴治疗作用、经络的表里循行和腧穴的主治异同，基于"三针为主，辨证配穴"原则首创的三针疗法（表 6-4-15 至表 6-4-18）。

表 6-4-15　靳三针头颈部面部疾患常用穴组

名称	腧穴组成	主治
鼻三针	迎香、上迎香、印堂	慢性鼻炎、变应性鼻炎、鼻窦炎等鼻病
眼三针	眼 Ⅰ 针、眼Ⅱ针、眼Ⅲ针	目疾：目赤肿痛、迎风流泪、视物不明等
耳三针	听宫、听会、完骨	耳疾：耳鸣耳聋、听力下降 面部疾病：牙痛、三叉神经痛
舌三针	舌 Ⅰ 针、舌Ⅱ针、舌Ⅲ针	中风失语、吞咽困难
面肌针	眼肌痉挛：四白、阿是穴 口肌痉挛：地仓透颊车、口禾髎、迎香	面肌痉挛
叉三针	太阳、下关、阿是穴	多种原因所致的面瘫、口眼㖞斜
面瘫针	口角㖞斜：翳风、地仓透颊车、迎香 眼睑闭合不全：阳白、太阳、四白	面口病证：面瘫、牙痛、牙关紧闭
突三针	水突、天突、扶突	甲状腺疾病：甲状腺囊肿、甲状腺功能亢进症、甲状腺功能减退症等
颈三针	颈百劳、大杼、天柱	各型颈椎病及颈源性疾病如颈源性眩晕
褐三针	颧髎、太阳、下关	黄褐斑、雀斑

表 6-4-16　靳三针神志疾患常用穴组

智三针	神庭、本神（双）	癫狂、失眠、郁病、智力障碍等神志病
足智针	涌泉、泉中、泉中内	自闭症、沉默寡言、智力低下等
手智针	内关、神门、劳宫	儿童多动症、手腕手掌麻痹或活动障碍、手心发热、心烦不宁、神经衰弱等疾患
四神针	四神Ⅰ针、四神Ⅱ针、四神Ⅲ针	头面五官病证：头痛、眩晕、五官疾病； 神志病：癫狂病、失眠、健忘、智力低下
脑三针	脑户、脑空（双）	头面五官病证：头晕、项强、失音 神志病：癫狂病、智力低下
颞三针	颞Ⅰ针、颞Ⅱ针、颞Ⅲ针	头晕头痛、中风后半身不遂、口角㖞斜、语言不利等多种障碍
颞上三针	颞上Ⅰ针、颞上Ⅱ针、颞上Ⅲ针	小儿自闭症
启闭针	隐白、水沟、听宫	小儿自闭症
老呆针	百会、水沟、涌泉	老年痴呆症、健忘、智力减退等病证
定神针	定神Ⅰ针、定神Ⅱ针、定神Ⅲ针	自闭症、精神发育迟缓、多动症、失眠症
痫三针	内关、申脉、照海	癫痫、足内翻、足外翻等
晕痛针	四神针、印堂、太阳	各种头痛、头晕病证；失眠、健忘等症
疲三针	四神针、内关、足三里	慢性疲劳综合征
郁三针	四神针、内关、三阴交	抑郁症

266

表 6-4-17 靳三针躯干、四肢疾患常用穴组

肩三针	肩Ⅰ针、肩Ⅱ针、肩Ⅲ针	上肢病证：上肢不遂、肩臂痛、肩周炎
手三针	曲池、合谷、外关	头面五官、颈肩部疾患及外感表证等
足三针	足三里、三阴交、太冲	下肢、足部痿痹；头晕、头痛、失眠、呕吐、泄泻等病证
腰三针	肾俞、大肠俞、委中	腰椎间盘突出症
坐骨针	坐骨点、委中、昆仑	坐骨神经痛
股三针	箕门、伏兔、风市	脑性瘫痪所致的大腿内收肌痉挛
膝三针	膝眼、血海、梁丘	膝骨关节炎、风湿性关节炎、类风湿关节炎引起的膝痛
踝三针	解溪、太溪、昆仑	踝关节疾患
痿三针	上肢痿：合谷、曲池、尺泽　下肢痿：足三里、三阴交、太溪	中风后肢体偏瘫、运动神经元病、重症肌无力、吉兰-巴雷综合征、急慢性脊髓炎等
乳三针	乳根、膻中、肩井	乳腺增生、乳汁不足、乳痈等乳房疾病
背三针	风门、大杼、肺俞	近治作用：肩背痛；特殊作用：肺系疾病，如感冒、咳嗽、哮喘、肺结核等

表 6-4-18 靳三针脏腑疾患常用穴组及急救常用穴组

胃三针	内关、中脘、足三里	胃脘痛、胃炎、胃溃疡、消化不良等胃脘部疾病
肠三针	天枢、关元、上巨虚	腹痛、肠炎、痢疾、便秘等肠道疾病
胆三针	期门、日月、阳陵泉	胆石症等肝胆疾患

续表

尿三针	中极、关元、三阴交	尿潴留、尿失禁、遗尿等泌尿疾病
脂三针	内关、足三里、三阴交	痰瘀互阻脏腑经络而致的高脂血症
肥三针	中脘、足三里、带脉	肥胖症
阴三针	归来、关元、三阴交	月经不调、不孕症、盆腔炎等妇科疾患
阳三针	气海、关元、肾俞	阳痿、遗精、不育等男科疾病
闭三针	水沟、十宣、涌泉	中风闭证
脱三针	百会、水沟、神阙	中风脱证

（九）平衡针

平衡针，是王文远教授将传统中医的心神调控学说与现代医学的神经调控学说相结合而发现的现代针灸治疗方法。旨在通过针刺外周神经靶点，利用传入神经通路至大脑中枢靶位，使失调紊乱的中枢系统瞬间恢复到原来的平衡状态，通过传出信息通路完成对靶向病变部位的应激性调整，促使机体恢复新的平衡（表 6-4-19 至表 6-4-22）。

表 6-4-19　头颈部常用平衡穴（图 6-4-1）

穴位	定位	主治
升提	头顶正中，前发际正中直上 5 寸。同传统针灸学中的百会穴	脱垂性疾病：脱肛、子宫脱垂、胃下垂； 男性生殖系统疾病：阳痿、早泄、遗尿、前列腺炎； 心脑血管疾病：中风偏瘫
腰痛	神庭与印堂连线中点	各种腰痛：急性腰扭伤、腰肌劳损、腰椎间盘突出、强直性脊柱炎、腰骶部软组织损伤等

续表

穴位	定位	主治
急救	鼻唇沟与鼻中隔连线的中点	各类急症：休克、昏迷、晕厥、晕车、晕船、晕机等
胃痛	承浆穴旁开2寸	消化系统疾病：急慢性胃炎、消化道溃疡、急性胃痉挛、膈肌痉挛、胆囊炎、胰腺炎、肠炎； 晕车、晕船、晕机、小儿消化不良； 妇科疾病：原发性痛经
偏瘫	耳尖直上3寸	各类瘫痪：偏瘫、面瘫； 神经系统疾病：偏头痛
鼻炎	颧骨直下，平迎香处。同传统针灸学中的颧髎穴	鼻部疾病：鼻炎、过敏性鼻炎； 面部疾病：三叉神经痛、面瘫、面肌痉挛、下颌关节炎
明目	耳垂后，下颌角与乳突中的凹陷处。同传统针灸学中的翳风穴	眼睛疾病：近视、白内障、青光眼、电光性眼炎、急性角膜炎、老花眼、沙眼； 颜面部疾病：面神经麻痹、面肌痉挛、流行性腮腺炎、下颌关节炎
牙痛	耳垂前凹陷处	牙齿疾病：龋齿、牙外伤、牙齿感觉过敏、急性牙髓炎、慢性牙髓炎； 面部疾病：面瘫、面肌痉挛、流行性腮腺炎、下颌关节炎
醒脑	翳风与风府连线中点。同传统针灸学中的风池穴	神经系统、呼吸系统、消化系统、内分泌系统、运动系统的功能紊乱，更年期综合征、老年前期综合征、疲劳综合征、高血压、低血压、神经衰弱、糖尿病、慢性肝炎、慢性肾炎、慢性支气管炎等

表 6-4-20　上肢部常用平衡穴（图 6-4-2）

穴位	定位	主治
臀痛	肩峰至腋后皱襞终点连线中点	臀部疼痛的疾病：坐骨神经痛、梨状肌损害、腰椎间盘突出、腰肌劳损、急性腰扭伤、臀部软组织损伤
膝痛	手心向下，上臂伸直，肘横纹外侧端与肱骨外上髁连线的中点，即手臂伸直取曲池穴	膝部疼痛的疾病：膝关节软组织损伤、骨性关节炎、髌骨软化症、风湿性关节炎、类风湿关节炎； 皮肤病：神经性皮炎、急性荨麻疹、牛皮癣； 下肢疾病：下肢瘫痪、腓肠肌痉挛
胸痛	前臂外侧，腕关节与肘关节连线下 1/3 处，尺、桡骨之间	胸部疼痛的疾病：胸部软组织损伤、肋间神经痛、非化脓性肋软骨炎、胸膜粘连、心绞痛、带状疱疹； 其他疾病：急性腰扭伤、肾病综合征、经前期紧张综合征、腕管综合征
痔疮	前臂外侧，腕关节与肘关节连线上 1/3 处，尺、桡骨之间	内痔、处痔、肛裂等
踝痛	内侧腕横纹中点。同传统针灸学中的大陵穴	踝部疼痛的疾病：踝关节软组织损伤、踝关节扭伤、跟骨骨刺、足跟痛、足趾痛； 手腕部疾病：腕管综合征、腕关节腱鞘炎； 心血管疾病：心律不齐、心动过速、心动过缓、顽固性失眠
咽痛	第 1、2 掌骨间，近第 2 掌骨中点处。同传统针灸学中的合谷穴	各类咽喉疾病：急性咽喉炎、慢性咽喉炎、扁桃体炎、上呼吸道感染； 颜面、颈部疾病：面神经炎、牙痛、三叉神经痛、单纯性甲状腺肿大； 妇产科疾病：急性乳腺炎、滞产、产后缺乳

续表

穴位	定位	主治
感冒	握拳，手背第三、四掌指关节之间前 0.5 寸	上呼吸道疾病：感冒、流行性感冒、鼻炎、过敏性鼻炎； 腰部疾病：腰肌劳损、坐骨神经痛
颈痛	握拳，手背第四、五掌指关节之间前 0.5 寸。同传统针灸学中的液门穴	颈（颈肩、头颈）部疼痛的疾病：颈部软组织损伤、落枕、颈肩背肌筋膜炎、急性乳突炎、颈性头痛、肩周炎； 其他神经痛：肋间神经痛、眶上神经痛、三叉神经痛、坐骨神经痛等

表 6-4-21　下肢部常用平衡穴（图 6-4-3）

穴位	定位	主治
肩背	尾骨尖下旁开 2 寸	上肢疾病：颈肩综合征、颈肩筋膜炎； 下肢疾病：梨状肌损伤、坐骨神经痛、腓肠肌痉挛； 神志疾病：精神分裂症、癫痫、癔病性昏厥
耳聋	下肢外侧，髋关节与膝关节连线中点	耳部疾病：神经性耳聋、暴震性耳聋、梅尼埃病； 其他疾病：股外侧皮神经炎、急性荨麻疹、丹毒
过敏	屈膝位的髌骨上角 2 寸处，股四头肌内侧隆起处	过敏性疾病：支气管哮喘、急性荨麻疹、风疹、湿疹、皮肤瘙痒、神经性皮炎等
肘痛	屈膝，在膝部髌骨与髌韧带外侧凹陷中。同传统针灸学中的犊鼻穴	肘部疼痛的疾病：肘关节软组织损伤、网球肘； 下肢疾病：膝关节软组织损伤、骨性关节炎、踝关节扭伤

続表 1

穴位	定位	主治
肩痛	屈膝，髌骨与髌韧带外侧凹陷中下 5 寸，外 1 寸	肩（颈肩）部疼痛的疾病：肩周炎、颈椎病、肩关节软组织损伤、颈肩筋膜炎、落枕； 其他疼痛：偏头痛、急性腰扭伤、肋间神经痛； 心血管疾病：冠心病心绞痛、高血压； 胆道疾病：胆囊炎、胆道蛔虫症； 耳部疾病：神经性耳鸣、耳聋； 其他疾病：癔症性昏厥、带状疱疹、上肢瘫痪
腕痛	足背踝关节横纹中点处，为取穴方便，可在此旁开一寸处取穴	腕部疼痛的疾病：腕关节软组织损伤、腕关节扭伤、腕关节腱鞘炎等； 眼部疾病：近视、老花眼、白内障、青光眼、急性结膜炎、眼睑下垂、眼肌瘫痪、眼肌痉挛
腹痛	屈膝，髌骨与髌韧带外侧凹陷中下 3 寸、外 1 寸	腹部疼痛的疾病：急性胃炎、胃痉挛、肠炎、阑尾炎、胰腺炎、胆囊炎、肠梗阻； 其他消化系统疾病：慢性肝炎、肝硬化； 心血管疾病：高血压、低血压、高血脂、白细胞减少症； 皮肤病：荨麻疹、牛皮癣； 其他疾病：过敏性哮喘、糖尿病
精裂	小腿后面，当腓肠肌两肌腹之间顶端。同传统针灸学中的承山穴	精神神志疾病：精神分裂症、癔症、癫痫、休克、昏迷、中暑； 腰及下肢疾病：急性腰扭伤、腰肌劳损、腓肠肌痉挛、踝关节软组织损伤； 其他疾病：痔疮、头痛

272

续表 2

穴位	定位	主治
头痛	足背第 1、2 跖骨之间，行间与太冲之间	头部疼痛的疾病：偏头痛、神经性头痛、血管性头痛、颈性头痛、高血压头痛、低血压头痛、副鼻窦炎引起的头痛、耳源性头痛、外感性头痛； 眼部疾病：假性近视、青光眼、沙眼、老花眼、结膜炎； 其他疾病：偏瘫、急性肝炎、神经衰弱、血小板减少、手指震颤
降压	内踝中点下 4 cm 处	高血压；休克、昏迷、高热、精神分裂症、癫痫、偏瘫、癔症性瘫痪

表 6-4-22　胸腹部及脊背部常用平衡穴（图 6-4-4）

穴位	定位	主治
痛经	在胸部，当前正中线上，平第四肋间，两乳头连线的中点。同传统针灸学的膻中穴	妇科疾病：原发性痛经、经前期紧张综合征、盆腔炎、阴道炎； 其他疾病：慢性结肠炎、泌尿系感染
面瘫	锁骨外 1/3 斜上 1~2 寸处	面部疾病：面瘫、面肌痉挛、流行性腮腺炎、乳突炎
神衰	肚脐中央。同传统针灸学中的神阙穴	神志疾病：神经衰弱、更年期综合征； 消化道疾病：慢性肝炎、肝硬化； 其他疾病：糖尿病、慢性支气管炎、过敏、晕船、晕车
痤疮	第 7 颈椎棘突下。同传统针灸学中的大椎穴	颜面部皮肤病：痤疮、脂溢性皮炎、面部疖肿、色素沉着、毛囊炎； 其他皮肤病：湿疹、荨麻疹； 头面部疾病：急性结膜炎、口腔炎、副鼻窦炎、扁桃体炎； 其他疾病：急性淋巴炎、上呼吸道感染

穴位	定位	主治
疲劳	在肩上，当大椎穴与肩峰端连线的中点。同传统针灸学中的肩井穴	各类综合征：疲劳综合征、老年前期综合征、更年期综合征、腰背肌综合征、神经衰弱
乳腺	在肩胛部，当冈下窝中央凹陷处，与第4胸椎相平。同传统针灸学中的天宗穴	乳腺疾病：急性乳腺炎、乳腺增生、产后缺乳、乳房胀痛；胸部疾病：胸部软组织损伤、肋间神经痛；其他疾病：神经性皮炎、颈部淋巴结结核

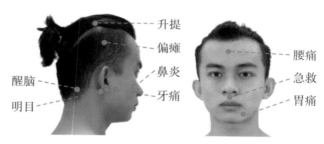

图 6-4-1　头颈部常用平衡穴

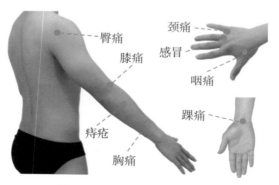

图 6-4-2　上肢常用平衡穴

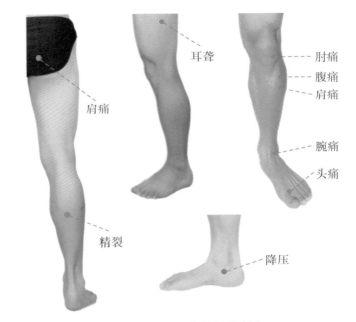

图 6-4-3　下肢常用平衡穴

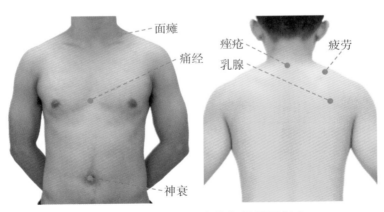

图 6-4-4　胸腹部及脊背部常用平衡穴

第五节　特定穴临床应用

一、五输穴

（一）概念

十二经脉从四肢末端至肘或膝方向各有称为井、荥、输、经、合五个特定穴，总称"五输穴"。井穴多位于四肢爪甲之侧；荥穴多位于指（趾）掌（跖）部；输穴多位于腕（踝）关节附近；经穴多位于腕（踝）或臂（胫）部；合穴多位于肘（膝）部附近。五输穴又配属五行，详见下表（表6-5-1、表6-5-2）。

（二）内容

表 6-5-1　阴经五输穴一览表

	经脉	井（木）	荥（火）	输（土）	经（金）	合（水）
手三阴	手太阴肺经（金）	少商	鱼际	太渊	经渠	尺泽
	手厥阴心包经（相火）	中冲	劳宫	大陵	间使	曲泽
	手少阴心经（火）	少冲	少府	神门	灵道	少海
足三阴	足太阴脾经（土）	隐白	大都	太白	商丘	阴陵泉
	足厥阴肝经（木）	大敦	行间	太冲	中封	曲泉
	足少阴肾经（水）	涌泉	然谷	太溪	复溜	阴谷

表 6-5-2　阳经五输穴一览表

	经脉	井（金）	荥（水）	输（木）	经（火）	合（土）
手三阳	手阳明大肠经（金）	商阳	二间	三间	阳溪	曲池
	手少阳三焦经（相火）	关冲	液门	中渚	支沟	天井
	手太阳小肠经（火）	少泽	前谷	后溪	阳谷	小海
足三阳	足阳明胃经（土）	厉兑	内庭	陷谷	解溪	足三里
	足少阳胆经（木）	足窍阴	侠溪	足临泣	阳辅	阳陵泉
	足太阳膀胱经（水）	至阴	足通谷	束骨	昆仑	委中

（三）歌诀（下划线部分为各经原穴）

少商鱼际与<u>太渊</u>，经渠尺泽肺相连；

商阳二三间<u>合谷</u>，阳溪曲池大肠牵；

厉兑内庭陷谷胃，<u>冲阳</u>解溪三里随；

隐白大都<u>太白</u>脾，商丘阴陵泉要知；

少冲少府属于心，<u>神门</u>灵道少海寻；

少泽前谷后溪<u>腕</u>，阳谷小海小肠经；

<u>至阴</u>通谷束<u>京骨</u>，昆仑委中膀胱知；

涌泉然谷与<u>太溪</u>，复溜阴谷肾所宜；

中冲劳宫心包络，<u>大陵</u>间使传曲泽；

关冲液门中渚焦，<u>阳池</u>支沟天井索；

窍阴侠溪临泣胆，<u>丘墟</u>阳辅阳陵泉；

大敦行间<u>太冲</u>看，中封曲泉属于肝。

（四）应用

五输穴主治病证各有特点，《难经·六十八难》："井主心下满，荥主身热，输主体重节痛，经主喘咳、寒热，合主逆气而泄。"

《难经·六十九难》提出"虚者补其母，实者泻其子"，即补母泻子法，按照五输穴五行属性，生我者为母，我生者为子，虚证选用母穴，实证选用子穴。

此外还有子午流注针法，根据一日中十二经脉气血盛衰的时间不同，而选用不同的五输穴，例如纳甲法、纳子法等。

二、原穴

（一）概念

原穴指十二经脉在腕、踝关节附近、脏腑原气留止的部位，共十二个，合称"十二原"。阴经的原穴是五输穴中的输穴，即"以输为原"；阳经则有另外的原穴（表6-5-3）。原穴代表原气，原气导源于肾间动气，是人体生命活动的原动力，通过三焦运行于脏腑，是十二经的根本。

（二）内容

表6-5-3　原穴一览表

	经脉	穴位	经脉	穴位	经脉	穴位
手三阴经	肺经	太渊	心经	神门	心包经	大陵
手三阳经	大肠经	合谷	小肠经	腕骨	三焦经	阳池
足三阴经	脾经	太白	肾经	太溪	肝经	太冲
足三阳经	胃经	冲阳	膀胱经	京骨	胆经	丘墟

（三）应用

《灵枢经·九针十二原》说："五藏有疾，当取之十二原。"针刺原穴能使三焦原气通达，从而发挥其维护正气，抗御病邪的作用。

原穴、络穴可以单独应用，亦可配合应用。如原络配穴法，又称主客配穴法，是将病变脏腑的原穴与相表里经脉的络穴相配，属于表里经配穴法中的一种，根据脏腑经络先病、后病的顺序，运用时一般是先病脏腑为主，取其经的原穴，后病脏腑为客，取其经的络穴。

此外还有脏腑原穴相配、原穴和背俞穴相配以及原穴和（下）合穴相配等。

三、络穴

（一）概念

络穴指由经脉分出之处的穴位，沟通表里两经。十二经在肘膝关节以下各有一络穴，任脉络穴位于躯干前，督脉络穴位于躯干后，脾之大络位于躯干侧，合称"十五络穴"（表6-5-4）。

（二）内容

表6-5-4　络穴一览表

	经脉	络穴	经脉	络穴	经脉	络穴
手三阴经	肺经	列缺	心经	通里	心包经	内关
手三阳经	大肠经	偏历	小肠经	支正	三焦经	外关
足三阴经	脾经	公孙	肾经	大钟	肝经	蠡沟

	经脉	络穴	经脉	络穴	经脉	络穴
足三阳经	胃经	丰隆	膀胱经	飞扬	胆经	光明
	任脉	鸠尾	督脉	长强	脾大络	大包

（三）歌诀

人身络穴一十五，我今逐一从头举；

手太阴络为列缺，手少阴络即通里；

手厥阴络为内关，手太阳络支正是；

足少阳络为光明，足太阴络公孙寄；

足少阴络名大钟，足厥阴络蠡沟配；

阳督之络号长强，阴任之络号鸠尾；

脾之大络为大包，十五络脉君须记。

（四）应用

络穴不仅能治本经病，也能治其相表里之经的病证。

络穴在临床上既可单独使用，也可与原穴相互配合使用，详见上文原络配穴法。

又有"初病在经，久病在络"之说，络穴常在治疗各脏腑慢性疾病时选用。

四、背俞穴

（一）概念

背俞穴，是脏腑之气输注于背腰部的腧穴，位于背腰部足太阳膀胱经的第一侧线（表6-5-5）。

（二）内容

表 6-5-5　背俞穴一览表

上部	背俞	下部	背俞
肺	肺俞	胃	胃俞
心包	厥阴俞	三焦	三焦俞
心	心俞	肾	肾俞
肝	肝俞	大肠	大肠俞
胆	胆俞	小肠	小肠俞
脾	脾俞	膀胱	膀胱俞

（三）歌诀

第一大杼二风门，三椎肺俞厥阴四；

心五督六椎下论，膈七肝九十胆俞；

十一脾俞十二胃，十三三焦十四肾；

气海十五大肠六，七八关元小肠俞；

十九膀胱二十中膂，二十一椎旁白环俞。

（四）应用

《素问·阴阳应象大论》提到"阴病治阳"，提示背俞穴可治疗五脏病证。

此外也可以治疗与五脏相关的五官九窍、皮肉筋骨等。

单独应用时，背俞穴在治疗脏腑病变时有直接的作用，尤其是对五脏病和外感急性病。

此外，临床上常用俞募配穴法，是将同一脏腑的背俞穴和募穴配合使用，属于前后配穴法之一。若某一脏或腑出现病变时，可以同时选用背俞穴和募穴进行治疗。

五、募穴

（一）概念

募穴位于胸腹部，是脏腑之气结聚之地。五脏六腑各有一募穴，部位都接近其脏腑所在（表6-5-6）。

（二）内容

表6-5-6　腹募穴一览表

两侧募穴		正中募穴	
肺	中府	心包	膻中
肝	期门	心	巨阙
胆	日月	胃	中脘
脾	章门	三焦	石门
肾	京门	小肠	关元
大肠	天枢	膀胱	中极

（三）歌诀

天枢大肠肺中府，关元小肠巨阙心；

中极膀胱京门肾，胆日月肝期门寻；

脾募章门胃中脘，气化三焦石门针；

心包募穴何处取，胸前膻中觅浅深。

（四）应用

《素问·阴阳应象大论》提到"阳病治阴"，说明治六腑病证多取募穴。募穴的主治性能与背俞穴有共同之处，募穴对于脏腑病证属于邻近取穴，临床上多与四肢远道穴配用，如脏病配用原穴，腑病配用合穴等；又可与背俞穴配合使用，详见上文俞募配穴法。

六、郄穴

（一）概念

郄穴是各经脉在四肢部经气深聚的部位，大多分布于四肢肘膝关节以下。十二经脉、阴阳跷脉和阴阳维脉各有一郄穴，合为十六郄穴（表6-5-7）。

（二）内容

表 6-3-7　郄穴一览表

阴经	郄穴	阳经	郄穴
手太阴肺经	孔最	手阳明大肠经	温溜
手厥阴心包经	郄门	手少阳三焦经	会宗
手少阴心经	阴郄	手太阳小肠经	养老
足太阴脾经	地机	足阳明胃经	梁丘
足厥阴肝经	中都	足少阳胆经	外丘
足少阴肾经	水泉	足太阳膀胱经	金门
阴维脉	筑宾	阳维脉	阳交
阴跷脉	交信	阳跷脉	跗阳

（三）应用

郄穴常用来治疗本经循行部位及所属脏腑的急性病证。阴经郄穴多治血证，如孔最治咳血，中都治崩漏等。阳经郄穴多治急性疼痛，如颈项痛取外丘，胃脘痛取梁丘等。

此外，当脏腑发生病变时，可在相应的郄穴上出现疼痛或压痛，有助于协助诊断。

临床上，郄穴也可以与八会穴配合使用，即郄会配穴法，如哮喘发作取肺经郄穴孔最配气会膻中，急性胃痛取胃经郄穴梁丘配腑会中脘等。

七、八会穴

（一）概念

八会穴，是指脏、腑、气、血、筋、脉、骨、髓所会聚的八个腧穴（表6-5-8），位于躯干部和四肢。八会穴是原有一些重要腧穴，按其特殊治疗作用进行归纳而定的名称。

（二）内容

表6-5-8　八会穴一览表

八会	脏会	腑会	气会	血会	筋会	脉会	骨会	髓会
穴位	章门	中脘	膻中	膈俞	阳陵泉	太渊	大杼	绝骨

（三）歌诀

脏会章门腑中脘，气会膻中血膈俞；

筋会阳陵脉太渊，骨会大杼髓绝骨（悬钟）。

（四）应用

临床上，凡与脏、腑、气、血、筋、脉、骨、髓相关的病证均可选用对应的八会穴来治疗。

另外，《难经·四十五难》还说："热病在内者，取其会之气穴也"，说明八会穴还能治某些热病。

此外，八会穴也可与郄穴配合使用，详见上文郄会配穴法。

八、八脉交会穴

（一）概念

八脉交会穴，是十二经脉从四肢部通向奇经八脉的八个经穴，均分布于肘膝以下（表 6-5-9）。

（二）内容

表 6-5-9　八脉交会穴一览表

经属	八穴	通八脉	会合部位
足太阴	公孙	冲脉	胃、心、胸
手厥阴	内关	阴维	
手少阳	外关	阳维	目外眦、颊、颈、耳后、肩
足少阳	足临泣	带脉	
手太阳	后溪	督脉	目内眦、项、耳、肩胛
足太阳	申脉	阳跷	
手太阴	列缺	任脉	胸、肺、膈、喉咙
足少阴	照海	阴跷	

（三）歌诀

公孙冲脉胃心胸，内关阴维下总同；

临泣胆经连带脉，阳维目锐外关逢；

后溪督脉内眦颈，申脉阳跷络亦通；

列缺任脉行肺系，阴跷照海膈喉咙。

（四）应用

八脉交会穴既能治本经病，还能治奇经病，临床上可作为远道取穴单独选用，再配上头身部的邻近穴，成为远近配穴。

又可上下配合应用，将八穴分为四组，配成四对处方，阴经两对按五行相生关系配伍，主要治疗五脏病；阳经两对按同名经同气相应关系配伍，主要治疗头面肢体疾病。如公孙配内关，治疗胃、心、胸部病证；后溪配申脉，治内眼角、耳、项、肩胛部位病及发热恶寒等表证；外关配足临泣，治疗外眼角、耳、颊、颈、肩部病及寒热往来证；列缺配照海，治咽喉、胸膈、肺病和阴虚内热等证。

此外还有"灵龟八法"，即根据八卦九宫学说，结合人体奇经八脉气血的会合，按时取八脉交会穴进行治疗的方法。

九、下合穴

（一）概念

下合穴，即六腑下合穴，是六腑之气下合于足三阳经的六个腧穴。足三阳经的下合穴是本经五输穴中的合穴，而手三阳经在下肢则另有合穴（表 6-5-10）。

（二）内容

表 6-5-10 下合穴一览表

六腑	胃	大肠	小肠	三焦	膀胱	胆
下合穴	足三里	上巨虚	下巨虚	委阳	委中	阳陵泉

（三）歌诀

胃经下合三里乡，上下巨虚大小肠；
膀胱当合委中穴，三焦下合属委阳；
胆经之合阳陵泉，腑病用之效必彰。

（四）应用

《素问·咳论》说："治府者，治其合"，说明下合穴是治疗六腑病证的主要穴位，同时也可用于治疗与本经表里相合的阴经病证，如足三里治胃脘痛，下巨虚治泄泻，上巨虚治肠痈、痢疾，阳陵泉治胆痛，委阳、委中治三焦气化失常而引起的癃闭、遗尿等。

此外，下合穴也可以协助诊断。

十、常用交会穴

（一）概念

交会穴是指两经或数经相交会合的腧穴，多分布于头面、躯干部（表6-5-11）。

（二）内容

表 6-5-11　常用交会穴一览表

穴名	归属经脉	交会经脉	出处
中府	手太阴肺经	足太阴脾经	王冰注《素问》
肩髃	手阳明大肠经	阳跷脉	《奇经八脉考》
巨骨	手阳明大肠经	阳跷脉	《针灸甲乙经》
迎香	手阳明大肠经	足阳明胃经	《针灸甲乙经》
承泣	足阳明胃经	任脉、阳跷脉	《针灸甲乙经》
地仓	足阳明胃经	阳跷脉	《针灸聚英》
下关	足阳明胃经	足少阳胆经	《针灸甲乙经》
头维	足阳明胃经	足少阳胆经、阳维脉	《针灸甲乙经》
人迎	足阳明胃经	足少阳胆经	《古今医统大全》

穴名	归属经脉	交会经脉	出处
三阴交	足太阴脾经	足少阴肾经、足厥阴肝经	《针灸甲乙经》
大横	足太阴脾经	阴维脉	《针灸甲乙经》
颧髎	手太阳小肠经	手少阳三焦经	《针灸甲乙经》
听宫	手太阳小肠经	手少阳三焦经、足少阳胆经	《针灸甲乙经》
睛明	足太阳膀胱经	手太阳小肠经、足阳明胃经、阴跷脉、阳跷脉	王冰注《素问》
大杼	足太阳膀胱经	手太阳小肠经	《奇经八脉考》
风门	足太阳膀胱经	督脉	《针灸甲乙经》
肓俞	足少阴肾经	冲脉	《针灸甲乙经》
瞳子髎	足少阳胆经	手太阳小肠经、手少阳三焦经	《针灸甲乙经》
率谷	足少阳胆经	足太阳膀胱经	《针灸甲乙经》
阳白	足少阳胆经	阳维脉	《针灸聚英》
头临泣	足少阳胆经	足太阳膀胱经、阳维脉	《针灸聚英》
风池	足少阳胆经	阳维脉	《针灸聚英》
肩井	足少阳胆经	手少阳三焦经、足阳明胃经、阳维脉	《针灸聚英》
日月	足少阳胆经	足太阴脾经	《铜人腧穴针灸图经》
带脉	足少阳胆经	带脉	王冰注《素问》
环跳	足少阳胆经	足太阳膀胱经	《针灸甲乙经》
章门	足厥阴肝经	足少阳胆经	《针灸甲乙经》
期门	足厥阴肝经	足太阴脾经、阴维脉	《针灸甲乙经》
长强	督脉	足少阳胆经、足少阴肾经	《针灸甲乙经》

续表 2

穴名	归属经脉	交会经脉	出处
大椎	督脉	手三阳经、足三阳经	《针灸甲乙经》
哑门	督脉	阳维脉	《针灸甲乙经》
风府	督脉	阳维脉	《针灸聚英》
百会	督脉	足太阳膀胱经	《类经图翼》
神庭	督脉	足阳明胃经、足太阳膀胱经	《针灸甲乙经》
水沟	督脉	手阳明大肠经、足阳明胃经	《针灸甲乙经》
中极	任脉	足三阴经	《针灸甲乙经》
关元	任脉	足三阴经	《针灸甲乙经》
中脘	任脉	手太阳小肠经、足阳明胃经	《针灸甲乙经》
天突	任脉	阴维脉	《针灸甲乙经》
廉泉	任脉	阴维脉	《针灸甲乙经》
承浆	任脉	足阳明胃经	《针灸聚英》

（三）应用

交会穴可同时治疗本经和所交经脉的病证，如大椎属于督脉，与手足三阳经相交，既可治疗督脉的疾患，还可治疗诸阳经的全身性疾患；三阴交属于足太阴脾经，与足三阴经相交，既可治疗脾经病证，还可治疗足少阴肾经和足厥阴肝经的病证等。

第三部分

常用微针系统腧穴

第七章　国际标准化头针头穴

第一节　概述

头针法又称头皮针法，是指在头皮部特定部位（特定的点、线、区）针刺的治疗方法。1984 年世界卫生组织根据"分区定经，经上选穴，结合传统穴位透刺方法"的原则拟定了《头皮针穴名标准化国际方案》。

第二节　头穴定位与主治

国际标准化头针线共 14 条，分别位于额区、顶区、枕区及颞区的头皮部，其定位以神庭等穴为参考（表 7-2-1）。

表 7-2-1　头穴定位常用参考腧穴

腧穴	定位
神庭	前发际正中直上 0.5 寸
前顶	前发际正中直上 3.5 寸
前神聪	前发际正中直上 4 寸
百会	前发际正中直上 5 寸
强间	后发际正中直上 4 寸
脑户	前发际正中直上 2.5 寸
头维	额角发际直上 0.5 寸，头正中线旁 4.5 寸
头临泣	前发际上 0.5 寸，瞳孔直上
眉冲	额切迹直上入发际 0.5 寸
曲鬓	耳前鬓角发际后缘与耳尖水平线交点处
颔厌	从头维至曲鬓的弧形连线（其弧度与鬓发弧度相应）的上 1/4 与下 3/4 的交点处

续表

腧穴	定位
悬厘	从头维至曲鬓的弧形连线（其弧度与鬓发弧度相应）的上 3/4 与下 1/4 的交点处
率谷	耳尖直上入发际 1.5 寸
承光	前发际正中直上 2.5 寸，旁开 1.5 寸
通天	前发际正中直上 4 寸，旁开 1.5 寸
正营	前发际上 2.5 寸，瞳孔直上
承灵	前发际上 4 寸，瞳孔直上
玉枕	横平枕外隆凸上缘，后发际正中旁开 1.3 寸

一、额区

额区穴位（表 7-2-2、图 7-2-1）。

表 7-2-2　额区穴位

穴名	定位	主治
额中线	前发际正中上下各 0.5 寸，即神庭穴向下引 1 寸	神志病：头痛、失眠、健忘多梦、强笑、自哭、癫狂、痫证，鼻病等
额旁1线	额中线外侧，眉冲穴向额前引 1 寸	心肺疾病：心绞痛、冠心病、支气管哮喘、支气管炎、失眠等
额旁2线	额旁 1 线外侧，头临泣穴向额前引 1 寸	急慢性胃炎、胃和十二指肠溃疡、肝胆疾病等中焦病证，眼病等
额旁3线	额旁 2 线外侧，头维穴内侧 0.75 寸处向额前引 1 寸	泌尿生殖系统疾病：尿频、尿急、阳痿、遗精、子宫脱垂、功能失调性子宫出血等

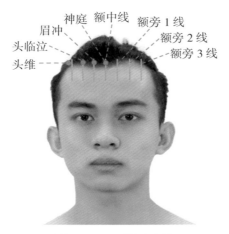

图 7-2-1 额区穴位

二、顶区

顶区穴位（表 7-2-3、图 7-2-2 至图 7-2-4）。

表 7-2-3 顶区穴位

穴名	定位	主治
顶中线	自百会穴向前 1.5 寸至前顶穴	下肢病：麻木、瘫痪、疼痛等，脱肛、胃下垂、子宫脱垂，高血压等
顶颞前斜线	自前神聪穴至悬厘穴的连线	对侧下肢、上肢、面瘫等
顶颞后斜线	自百会穴至曲鬓穴的连线	对侧下肢、上肢、头面部的感觉异常等
顶旁 1 线	顶中线左右各旁开 1.5 寸的两条平行线，自承光穴向后引 1.5 寸	下肢病：麻木、瘫痪、疼痛等
顶旁 2 线	顶旁 1 线外侧，距正中线 2.25 寸，自正营穴向后引 1.5 寸	上肢病：麻木，瘫痪，疼痛等

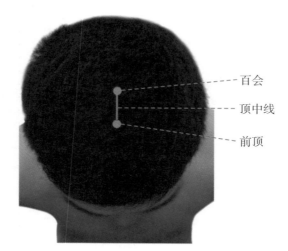

图 7-2-2　顶区穴位 1

- 百会
- 顶中线
- 前顶

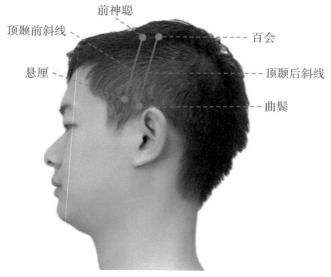

- 前神聪
- 顶颞前斜线
- 悬厘
- 百会
- 顶颞后斜线
- 曲鬓

图 7-2-3　顶区穴位 2

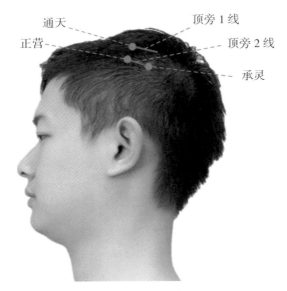

图 7-2-4 顶区穴位 3

三、枕区

枕区穴位（表 7-2-4、图 7-2-5）。

表 7-2-4 枕区穴位

穴名	定位	主治
枕上正中线	枕外粗隆上方正中的垂直线，自强间穴至脑户穴	眼病
枕上旁线	枕上正中线旁开 0.5 寸，与枕上正中线同长且平行	眼病：皮层性视力障碍、白内障等
枕下旁线	玉枕穴向下引一条长 2 寸的直线	小脑病：平衡障碍等，后头痛

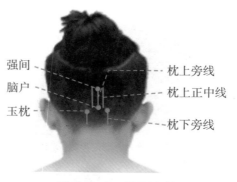

图 7-2-5　枕区穴位

四、颞区

颞区穴位（表 7-2-5、图 7-2-6）。

表 7-2-5　颞区穴位

穴名	定位	主治
颞前线	自颔厌穴到悬厘穴	头面颈部病：偏头痛、周围面神经麻痹、运动性失语、口腔疾病等
颞后线	自率谷穴到曲鬓穴	颈项病：偏头痛、眩晕、耳鸣耳聋等

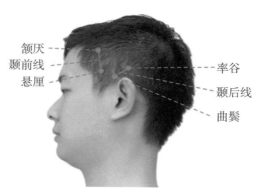

图 7-2-6　颞区穴位

附：名家头针疗法

一、焦氏头针

（一）概念

"焦氏头针"是 1971 年山西医家焦顺发首先提出，是以大脑皮质功能定位为理论依据，针刺头皮相应的刺激区以治疗脑源性疾病以及小儿麻痹、周围神经炎、坐骨神经痛等神经系统疾病，并成功将头针麻醉应用于临床。

（二）焦氏头针的标准定位线

前后正中线：从两眉间中点（正中线前点）至枕外隆凸下缘（正中线后点）经过头顶的连线。

眉枕线：从眉中点上缘和枕外隆凸尖端的头侧面连线。

（三）刺激区的定位和主治（表 7-2-6）

表 7-2-6　刺激区的定位和主治

刺激区	定位	主治
运动区	上点在前后正中线中点向后移 0.5 cm 处，下点在眉枕线和鬓角发际前缘相交处。如鬓角发际不明显，可以从颧弓中点向上引垂直线，此线与眉枕线交叉处向前移 0.5 cm 为运动区下点。上下两点连线即为运动区。运动区可分为上、中、下三部五等份。上部是运动区的上 1/5，为下肢、躯干运动区；中部是运动区的中 2/5，为上肢运动区；下部是运动区的下 2/5，为面运动区，亦称言语一区	上部：治疗对侧下肢、躯干部瘫痪；中部：治疗对侧上肢瘫痪；下部：治疗对侧中枢性面瘫，运动性失语、流涎、发音障碍

刺激区	定位	主治
感觉区	在运动区向后移 1.5 cm 的平行线，即为感觉区。感觉区可分为上、中、下三部五等份。上部是感觉区的上 1/5，为下肢、头、躯干感觉区。中部是感觉区的中 2/5，为上肢感觉区。下部是感觉区的下 2/5，为面感区	上部：治疗对侧腰腿疼痛、麻木、感觉异常、头痛、头晕耳鸣、颈项疼痛； 中部：治疗对侧上肢疼痛、麻木、感觉异常； 下部：治疗对侧面部麻木、偏头痛、三叉神经痛、颞下颌关节炎等
舞蹈震颤控制区	在运动区向前移 1.5 cm 的平行线	舞蹈病、帕金森病
血管舒缩区	在舞蹈震颤控制区向前移 1.5 cm 的平行线	皮质性水肿、高血压
晕听区	从耳尖直上 1.5 cm 处，向前向后各引 2 cm 的水平线	眩晕、耳鸣、听力减退
言语2区	从顶骨结节向后下方 2 cm 处为起点，向后引一平行于前后正中线的 3 cm 长的直线	命名性失语
言语3区	从晕听区的中点向后引 4 cm 长的水平线	感觉性失语
运用区	从顶骨结节起向下引一垂直线，同时引与该线夹角为 40° 的前后两线，三条线的长度均为 3 cm	失用症
足运感区	在前后正中线的中点旁开左右各 1 cm，向后引 3 cm 长的直线，平行于正中线	对侧下肢瘫痪、疼痛、麻木，急性腰扭伤，夜尿，皮质性多尿，子宫脱垂等

续表 2

刺激区	定位	主治
视区	在前后正中线的后点旁开左右各 1 cm 处的枕外隆凸水平线上，向上引平行于前后正中线的 4 cm 长的直线	皮质性视力障碍
平衡区	在前后正中线的后点旁开左右各 3.5 cm 处的枕外隆凸水平线上，向下引平行于前后正中线的 4 cm 长的直线	小脑疾病引起的共济失调、平衡障碍、头晕、失眠，脑干功能障碍引起的肢体麻木瘫痪
胃区	从瞳孔直上的发际处为起点，向上引平行于前后正中线的 2 cm 长的直线	胃痛及上腹部不适
胸腔区	在胃区与前后正中线之间，从发际向上、向下各引 2 cm 长的直线	支气管哮喘，胸痛、胸闷、心悸等胸部不适病证
生殖区	从额角处向上引平行于前后正中线的 2 cm 长的直线	功能性子宫出血、盆腔炎、子宫脱垂等

（四）操作方法

1. 选穴方法　单侧肢体疾患选用对侧穴线；两侧肢体疾患选用双侧穴线。根据疾病选用相应的穴线，可配合有关穴线进行治疗。如下肢瘫痪可选对侧运动区，配合足运感区一同治疗。

2. 体位　患者取坐位或卧位。

3. 操作手法　一般选用 28～30 号、长 1.5～2.5 寸毫针，常规消毒后，针与头皮呈 30° 左右夹角，快速刺入头皮下，当针刺至帽状腱膜下层时，指下感到阻力减小后将针与头皮平行继续捻转进针，根据不同标准线，可刺入 0.5～2

寸。术者持针左右旋转，速度 150～200 次 /min，捻转时间 2～3min，后留针 5～10min，再重复操作 2 次后即可起针。起针时，刺手夹持针柄轻轻捻转松动针身，如针下无紧涩感，即可出针。出针后须用消毒的干棉球按压针孔 1～3min，以防出血。

4. 禁忌证　头颅骨缺损者、开放性颅脑损伤者禁用。囟门未闭合、骨化不完全者忌用头针。过度劳累、空腹或体质过度虚弱者慎用，以防晕针。

二、方云鹏头针（方氏头皮针）

（一）概念

方氏头皮针，是西安中医院方云鹏在临床实践中首先发现针刺大脑皮质功能定位在头皮外表投影的特定刺激点可治疗全身疾病，后通过对颅脑功能定位和中医经络学说的研究，于 1970 年形成独有"伏脏""伏象"的"脏象"理论及治疗方法。在此基础上，方氏在头皮部找到了类似人形的人体各器官脏腑的调节系统，并根据阴阳属性分别以"脏""象"命名之，共分 7 个刺激区和 21 个穴位，形成了严密的微型针灸学说体系。

（二）刺激区的定位和主治（表7-2-7）

表7-2-7　刺激区的定位和主治

刺激区	定位	主治
伏象穴区	（1）头颈：冠矢点为伏象的颈胸交界处，冠矢点的前方约4cm为颈部和头部，前2cm为头部，后2cm为颈部； （2）上肢：从冠矢点沿冠状缝至顶蝶缝左右自上而下均分为三部分，即肩部、肘部、手部； （3）躯干：由冠矢点沿矢状缝至人字缝尖为躯干，即背部、腰部和臀部。背部计长6cm，又分为上背2cm，中背2cm，下背2cm；腰部计长4cm，分为上腰2cm，下腰2cm；臀部计长3cm，分为上臀1.5cm，下臀1.5cm	神经系统疾病：神经性头痛、偏头痛、眩晕、耳鸣耳聋、三叉神经痛、周围神经炎、癫痫、失语症等； 血管系统疾病：高血压、低血压、冠心病、心律失常、脉管炎等； 运动系统疾病：截瘫、急慢性腰扭伤、腰肌劳损、腰椎间盘突出症、小儿麻痹症、落枕等； 其他疾病：牙痛、腰背痛、尿潴留、大小便失禁、腱鞘囊肿、乳腺炎等
伏脏穴区	从额中线到额角总长约为6.5cm，由额中线向外，左右均分为三部分，即上、中、下三焦。内侧3cm为上焦，对应膈以上胸部的内脏，胸以上及上肢的皮肤感觉和大脑思维；中1.5cm为中焦，对应脐以上、膈以下的内脏和皮肤感觉；外侧2cm为下焦，对应脐以下腹部的内脏（包括泌尿系统、生殖系统）及脐以下和下肢的皮肤感觉	皮肤感觉异常：皮肤疼痛、麻木、发热、发凉、皮肤瘙痒症、荨麻疹、神经性皮炎、湿疹、酒渣鼻、过敏性鼻炎等； 内脏疾患：肺炎、胸痛、冠心病、心悸、心脏官能症；胃痉挛、十二指肠溃疡、胆囊炎、肝炎、痛经、月经不调、子宫脱垂；肾炎、膀胱炎、尿失禁、泌尿系结石等； 其他疾患：三叉神经痛、龋齿、感冒、自汗、头昏、高血压、水肿等

续表1

刺激区	定位	主治
倒象倒脏穴区	（1）在头皮上的位置：眉顶枕线中点向后 1.25 cm 为 A 点；眉耳线中点向前 1.25 cm，再向上 4 cm 为 B 点；AB 两点之间为中央沟的位置； （2）中央沟前的 1.5 cm 为中央前回的位置，即倒象穴区；中央沟后的 1.5 cm 为中央后回的位置，即倒脏穴区。其长度从眉顶枕线向左右旁开 1 cm 开始，约 9 cm； （3）在倒象的部位，下 1/3 为头颈部器官；倒象中 1/3 为上肢；倒象上 1/3 为躯干、下肢、肛门等器官。在倒脏的部位上下 1/3 包括腹内消化道和头面部及其皮肤感觉器官；中 1/3 包括上肢部位和皮肤感觉器官；上 1/3 包括后头、颈、躯干、腹腔、泌尿、生殖系统和下肢部位及皮肤感觉器官	倒象：同伏象，主治对侧躯干、四肢的运动功能障碍或异常； 倒脏：同伏脏，主治思维对侧半身的感觉功能障碍或异常
思维	在额骨隆凸之间，眉间棘上 3 cm	智力减退、呆滞、癔症、幻听、精神分裂症、神经性头痛、高血压、共济失调、神志不清、神经官能症、胃溃疡
说话	眉中与耳尖连线的中点	运动性失语、发音困难、口吃、舌肌麻痹、假性延髓性麻痹、唇肌麻痹、舌颤、大脑发育迟缓等

刺激区	定位	主治
书写	冠矢点外后方（与矢状缝呈 45° 角）3 cm 处	舞蹈病、帕金森病、失语、失写症、高血压、低血压、肺气肿、皮质性水肿等
记忆	人字缝尖前外方（与矢状缝呈 60° 角）7 cm 处	失语症、记忆力减退、头痛、耳鸣、心悸、气短、腰酸腿痛、遗精、水肿、大脑发育迟缓、脑炎后遗症
信号	耳尖与枕骨隆凸上 3 cm 连线三折之前点	感觉性失语、癫痫、失眠、神经性头痛、癔症、理解能力减退、健忘性失语、大脑发育迟缓
运平	人字缝尖前外方（与矢状缝呈 30° 角）5 cm 处，即枕外隆凸上方	失用症、末梢神经炎、帕金森病、脑血管意外（偏瘫）、共济失调、肢端红痛症、风湿性关节炎等
视觉	枕外隆凸上 2 cm，旁开 1 cm	视觉障碍、幻视、视网膜炎、青光眼、视神经乳头炎、玻璃体混浊、急慢性结膜炎、白内障、眼睑疼挛、黑矇等眼科疾患以及鼻出血等
平衡	枕外隆凸下 2 cm，旁开 3.5 cm	偏瘫、眩晕、共济失调、眼球震颤、帕金森病、语言障碍等
呼循	枕外隆凸下 5 cm，旁开 4 cm	咳嗽、哮喘以及心动过速、心律失常、风湿性心脏病、高血压、冠心病、肺气肿等心肺疾病
听觉	耳尖上 1.5 cm 处	神经性耳聋、耳鸣、眩晕、癫痫、幻听、同侧偏盲、目痛、高血压等
嗅味	耳尖前 3 cm 处	嗅味觉障碍或丧失、急慢性鼻炎、鼻窦炎、鼻出血、流涎、头晕、偏头痛、记忆力减退等

（三）取穴原则

1. 部位对应取穴法　身体某部位疾患则在刺激区相应部位进行针刺。

2. 辨证仿体取穴法　根据经络脏象及阴阳五行辨证取穴。

3. 功能对应取穴法　根据其他中枢功能对应的穴区所具有的特殊性能取穴。

4. 倒置对应取穴法　根据人的生理特性和胚胎发育的遗传规律取穴。

（四）操作方法

1. 针具　常选用0.5寸、1寸、1.5寸毫针。具体应用结合病情，对于急性病、年轻体壮者，多采用较粗毫针；反之，则多采用较细毫针，并配合相应的刺激量。

2. 操作手法

（1）快针：也称"飞针"。这种手法的特点就是进针速度飞快，待患者略有感觉的一瞬间，只听"啪"的一声，针已急速进入穴位。其要领是：手指夹针要紧，腕关节要灵活，前臂和手腕的力量最后作用于手指，指力既要充足，又要平稳，作用点要准确，似肌内注射之动作。穴位处接受的冲击力越大，其效果越明显。

（2）慢针：也称缓刺。这种手法与飞针相比，其速度慢一些。具体操作同头针的国际化标准方案，简称为"国标"。直刺者采用捻转手法，斜刺者采用"国标"中介绍方法。一般留针30~60min。

第八章　耳穴

第一节　概述

耳针法是采用毫针或其他方式刺激耳部特定部位，以预防、诊断和治疗全身疾病的一种方法。2008年我国颁布了新的《国家标准耳穴名称与定位》。

第二节　耳郭表面解剖

一、耳郭正面

耳郭正面解剖（表 8-2-1，图 8-2-1 至图 8-2-3）。

表 8-2-1　耳郭正面

耳轮部分	耳轮	耳郭外侧边缘的卷曲部分
	耳轮角棘	耳轮脚和耳轮之间的软骨隆起
	耳轮脚	耳轮深入耳甲的部分
	耳轮结节	耳轮外上方的膨大部分
耳舟部分	耳舟	耳轮与对耳轮之间的凹沟
对耳轮部分	对耳轮	与耳轮相对呈"Y"字形的结构，由对耳轮体、对耳轮上脚、对耳轮下脚三部分组成
	对耳轮体	对耳轮下部呈上下走向的主体部分
	对耳轮上脚	对耳轮向上分支的部分
	对耳轮下脚	对耳轮向前分支的部分
三角窝部分	三角窝	对耳轮上、下脚与相应耳轮之间形成的三角形凹窝

耳甲部分	耳甲部分	部分耳轮和对耳轮、耳屏、对耳屏及外耳门之间的凹窝由耳甲艇和耳甲腔构成
	耳甲艇	耳轮脚以上的耳甲部
	耳甲腔	耳轮脚以下的耳甲部
	外耳门	耳甲腔前方的孔窍
耳屏部分	耳屏	耳郭前方的瓣状隆起
对耳屏部分	对耳屏	与耳屏相对应的瓣状隆起
耳垂部分	耳垂	耳郭下部无软骨部分
切迹部分	耳轮脚切迹	耳轮脚棘前方的凹陷处
	轮屏切迹	对耳轮和对耳屏之间的凹陷处
	屏上切迹	耳屏与耳轮之间的凹陷处
	屏间切迹	耳屏与对耳屏之间的凹陷处

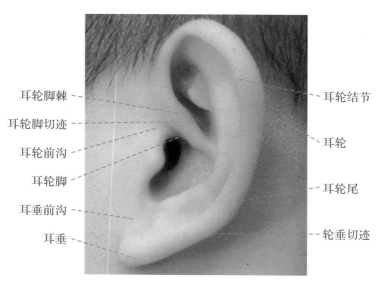

图 8-2-1　耳郭正面 1

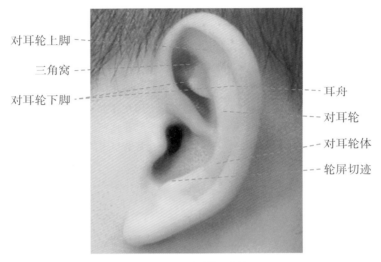

对耳轮上脚 ----

三角窝 ----

对耳轮下脚 ----

---- 耳舟

---- 对耳轮

---- 对耳轮体

---- 轮屏切迹

图 8-2-2 耳郭正面 2

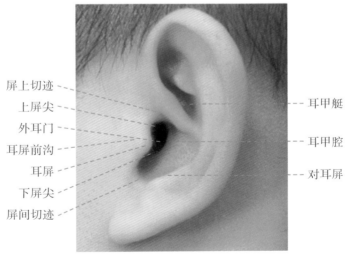

屏上切迹 ----

上屏尖 ----

外耳门 ----

耳屏前沟 ----

耳屏 ----

下屏尖 ----

屏间切迹 ----

---- 耳甲艇

---- 耳甲腔

---- 对耳屏

图 8-2-3 耳郭正面 3

二、耳郭背面

耳郭背面解剖（表 8-2-2、图 8-2-4）。

表 8-2-2　耳郭背面

耳轮脚沟	耳轮脚在耳背呈现的凹沟
对耳轮上脚沟	对耳轮上脚在耳背的凹沟
对耳轮下脚沟	对耳轮下脚在耳背的凹沟
对耳屏沟	对耳屏在耳背呈现的凹沟

三、耳根

耳根解剖（表 8-2-3、图 8-2-4）。

表 8-2-3　耳根

上耳根	耳郭与头部相连的最上处
下耳根	耳郭与头部相连的最下处

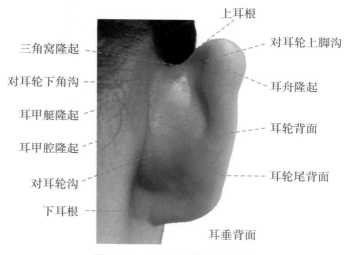

图 8-2-4　耳郭背面及耳根

第三节　耳穴分布规律

耳穴在耳郭表面的分布状态形似倒置在子宫内的胎儿（头部朝下，臀部朝上）（图 8-3-1）。

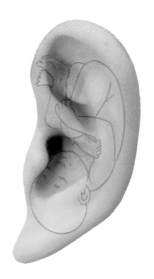

图 8-3-1　耳穴分布规律

第四节　耳郭区划分定位标准

一、耳郭基本标志线

耳郭基本标志线（表 8-4-1，图 8-4-1 至图 8-4-3）。

表 8-4-1　耳郭基本标志线

耳轮内缘	耳轮与耳郭其他部分的分界线，指耳轮与耳舟，对耳轮上、下脚，三角窝及耳甲等部的折线

耳甲折线	指耳甲内平坦部与隆起部之间的折线
对耳轮脊线	指对耳轮体及其上、下脚最凸起处之连线
耳舟凹沟线	指沿耳舟最凹陷处所作的连线
对耳轮耳舟缘	对耳轮与耳舟的分界线，指对耳轮（含对耳轮上脚）脊与耳舟凹沟之间的中线
三角窝凹陷处后缘	指三角窝内较低平的三角形区域的后缘
对耳轮三角窝缘	对耳轮上、下脚与三角窝的分界线，指对耳轮上、下脚脊与三角窝凹陷处后缘之间的中线
对耳轮耳甲缘	对耳轮与耳甲的分界线，指对耳轮（含对耳轮下脚）脊与耳甲折线之间的中线
对耳轮上脚下缘	对耳轮上脚与对耳轮体的分界线，是指从对耳轮上、下脚分叉处向对耳轮耳舟缘所作的垂线
对耳轮下脚后缘	对耳轮下脚与对耳轮体的分界线，指从对耳轮上、下脚分叉处向对耳轮耳甲缘所作的垂线
耳垂上线	耳垂与耳郭其他部分的分界线，指过屏间切迹与轮垂切迹所作的直线
对耳屏耳甲缘	对耳轮与耳甲的分界线，指对耳屏内侧面与耳甲的折线
耳屏前缘	耳屏外侧面与面部的分界线，指沿耳屏前沟所作的直线
耳轮前缘	耳轮与面部的分界线，指沿耳轮前沟所作的直线
耳垂前缘	耳垂与面颊的分界线，指沿耳垂前沟所作的直线

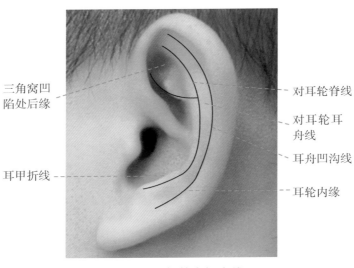

三角窝凹
陷处后缘

耳甲折线

对耳轮脊线

对耳轮耳
舟线

耳舟凹沟线

耳轮内缘

图 8-4-1　耳郭基本标志线 1

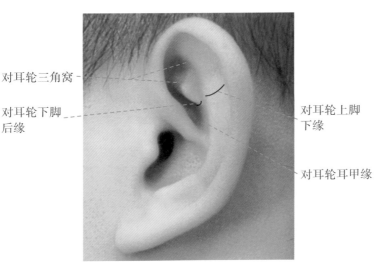

对耳轮三角窝

对耳轮下脚
后缘

对耳轮上脚
下缘

对耳轮耳甲缘

图 8-4-2　耳郭基本标志线 2

313

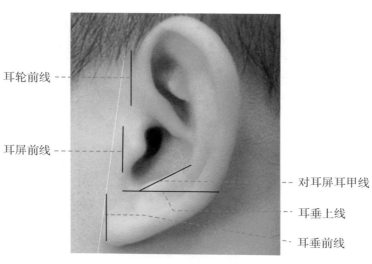

耳轮前线 - - -

耳屏前线 - - -

- - 对耳屏耳甲线

- - 耳垂上线

- - 耳垂前线

图 8-4-3　耳郭基本标志线 3

二、耳郭标志点、线

耳郭标志点、线（表 8-4-2、图 8-4-4）。

表 8-4-2　耳郭标志点、线

耳郭标志点	A 点	在耳轮内缘上，耳轮脚切迹至对耳轮下脚间中、上 1/3 交点处
	B 点	耳轮脚消失处与 D 点连线的中、后 1/3 交界处
	C 点	外耳道口后缘上 1/4 与下 3/4 交界处
	D 点	在耳甲内，耳轮脚消失处向后作一水平线，与对耳轮耳甲缘相交点处
耳郭标志线	AB 线	从 A 点到 B 点作一条与对耳轮耳甲艇缘弧度相仿的弧线
	BC 线	从 B 点向 C 点作一条与耳轮脚下缘弧度大体相仿的弧线
	BD 线	B 点与 D 点的连线

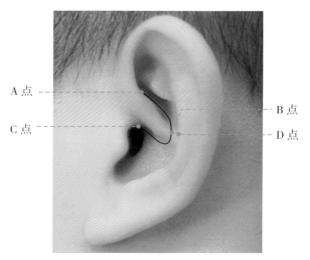

图 8-4-4　耳郭标志点、线

第五节　分区与耳穴

一、耳轮区

（一）耳轮部分区

耳轮部总计分为 12 区（表 8-5-1）。

表 8-5-1　耳轮部分区

耳轮 1 区	耳轮脚
耳轮 2 区	耳轮脚切迹到对耳轮下脚上缘之间的耳轮分为三等分，位于下 1/3 处
耳轮 3 区	耳轮脚切迹到对耳轮下脚上缘之间的耳轮分为三等分，位于中 1/3 处

续表

耳轮 4 区	耳轮脚切迹到对耳轮下脚上缘之间的耳轮分为三等分，位于上 1/3 处
耳轮 5 区	对耳轮下脚上缘到对耳轮上脚前缘之间的耳轮
耳轮 6 区	对耳轮上脚前缘到耳尖之间的耳轮
耳轮 7 区	耳尖到耳轮结节上缘
耳轮 8 区	耳轮结节上缘到耳轮结节下缘
耳轮 9 区	耳轮结节下缘至轮垂切迹之间的耳轮分为 4 等分，位于上 1/4 处
耳轮 10 区	耳轮结节下缘至轮垂切迹之间的耳轮分为 4 等分，位于中 1/4 处
耳轮 11 区	耳轮结节下缘至轮垂切迹之间的耳轮分为 4 等分，位于下 1/4 处
耳轮 12 区	耳轮结节下缘至轮垂切迹之间的耳轮分为 4 等分，位于最下 1/4 处

（二）耳轮部耳穴（表 8-5-2、图 8-5-1）

表 8-5-2　耳轮部耳穴

穴名	定位	主治
耳中（HX1）	在耳轮脚处，即耳轮 1 区	呃逆、荨麻疹、黄疸、咯血等
直肠（HX2）	在耳轮脚前上方的耳轮处，即耳轮 2 区	便秘、泄泻、脱肛、痔疮、里急后重等
尿道（HX3）	在直肠上方的耳轮处，即耳轮 3 区	尿频、尿急、尿痛、尿潴留、遗尿等
外生殖器（HX4）	在耳轮下脚前方的耳轮处，即耳轮 4 区	阳痿、睾丸炎、附睾炎、阴道炎、外阴瘙痒等外生殖器病证
肛门（HX5）	三角窝前方的耳轮处，即耳轮 5 区	痔疮、肛裂、肛门周围其他疾患

续表

穴名	定位	主治
耳尖前 （HX6）	在耳尖的前部，即耳轮6区	发热、结膜炎、高血压等
耳尖 （HX7）	在耳郭向前对折的上部尖端处，即耳轮6、7区交界处	发热、高血压、急性结膜炎、睑腺炎、痛证、风疹、失眠等
耳尖后 （HX8）	在耳尖的后部即耳轮7区	发热、结膜炎等
结节 （HX9）	在耳轮结节处，即耳轮8区	头晕、头痛、高血压等
轮1 （HX10）	在耳轮结节下方的耳轮处，即耳轮9区	扁桃体炎、上呼吸道感染、发热等
轮2 （HX11）	在轮1区下方的耳轮处，即耳轮10区	
轮3 （HX12）	在轮2区下方的耳轮处，即耳轮11区	
轮4 （HX13）	在轮2区下方的耳轮处，即耳轮12区	

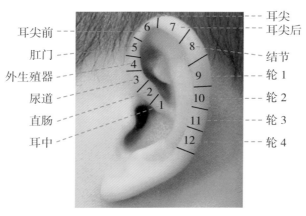

图 8-5-1 耳轮部耳穴

二、耳舟区

（一）耳舟部分区

耳舟部共分为 6 区，自上而下依次分为 6 等分，分别为耳舟 1 区、2 区、3 区、4 区、5 区、6 区。

（二）耳舟部耳穴（表 8-5-3、图 8-5-2）

表 8-5-3　耳轮部耳穴

穴名	定位	主治
指 （SF1）	在耳舟上方，即耳舟 1 区	手指疼痛和麻木，甲沟炎
腕 （SF2）	在指区的下方，即耳舟 2 区	腕部疼痛
风溪 （SF3）	在耳轮结节前方，指区与腕区之间，即耳舟 1、2 区交界处	荨麻疹，皮肤瘙痒，过敏性鼻炎，哮喘
肘 （SF4）	在腕区的下方处，即耳舟 3 区	肱骨外上髁炎，肘部疼痛
肩 （SF5）	在肘区的下方处，即耳舟 4、5 区	肩关节周围炎，肩部疼痛
锁骨 （SF6）	在肩区的下方处，即耳舟 6 区	肩关节周围炎

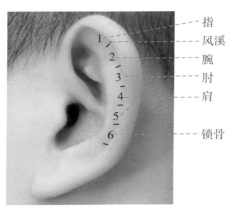

图 8-5-2　耳舟部耳穴

三、对耳轮区

（一）对耳轮部分区

对耳轮部总计分为 13 区（表 8-5-4）。

表 8-5-4　对耳轮部分区

对耳轮 1 区	将对耳轮上 1/3 分为上、下两等分，再将上 1/2 分为前后两等分	前 1/2 为对耳轮 1 区
对耳轮 2 区		后 1/2 为对耳轮 2 区
对耳轮 3 区	将对耳轮上 1/3 分为上、下两等分	下 1/2 为对耳轮 3 区
对耳轮 4 区	将对耳轮上脚分为上、中、下 3 等分	中 1/3 为对耳轮 4 区
对耳轮 5 区		下 1/3 为对耳轮 5 区
对耳轮 6 区	将对耳轮下脚分为前、中、后 3 等分	中、前 2/3 为对耳轮 6 区
对耳轮 7 区		后 1/3 为对耳轮 7 区

续表

对耳轮 8 区		前上 2/5 为对耳轮 8 区
对耳轮 9 区		后上 2/5 为对耳轮 9 区
对耳轮 10 区	将对耳轮体从对耳轮上、下脚分叉处至轮屏切迹分为 5 等分，再沿对耳轮耳甲缘将对耳轮体分为前 1/4 和后 3/4 两部分	前中 2/5 为对耳轮 10 区
对耳轮 11 区		后中 2/5 为对耳轮 11 区
对耳轮 12 区		前下 1/5 为对耳轮 12 区
对耳轮 13 区		后下 1/5 为对耳轮 13 区

（二）对耳轮部耳穴（表 8-5-5、图 8-5-3）

表 8-5-5　对耳轮部耳穴

穴名	定位	主治
跟（AH1）	对耳轮上脚前上部，即对耳轮 1 区	足跟痛
趾（AH2）	耳尖下方的对耳轮下脚后上部，即对耳轮 2 区	足趾部麻木疼痛，甲沟炎
踝（AH3）	在跟、趾区下方，即对耳轮 3 区	踝关节扭伤，踝关节炎
膝（AH4）	对耳轮上脚中 1/3，即对耳轮 4 区	膝关节肿痛
髋（AH5）	对耳轮上脚下 1/3，即对耳轮 5 区	髋关节痛，坐骨神经痛，腰骶部疼痛
坐骨神经（AH6）	对耳轮下脚的前 2/3 处，即对耳轮 6 区	坐骨神经痛，下肢瘫痪

续表

穴名	定位	主治
交感（AH7）	对耳轮下脚前端与耳轮内缘交界处，即对耳轮 6 区前端	自主神经功能疾病及胃肠、心、胆、输尿管疾病
臀（AH8）	对耳轮下脚的后 1/3 处，即对耳轮 7 区	坐骨神经痛，臀部疼痛
腹（AH9）	对耳轮体前部上 2/5 处，即对耳轮 8 区	消化系统疾病，盆腔疾病
腰骶椎（AH10）	腹区后方，即对耳轮 9 区	相应部位疾病
胸（AH11）	对耳轮体前部中 2/5 处，即对耳轮 10 区	相应胸胁部位疾病
胸椎（AH12）	胸区后方，即对耳轮 11 区	相应部位疾病
颈（AH13）	对耳轮体前部下 1/5 处，即对耳轮 12 区	落枕等颈项部疾病
颈椎（AH14）	颈区后方，即对耳轮 13 区	颈椎病等相应部位疾病

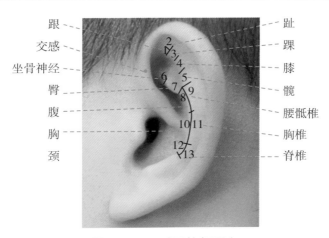

图 8-5-3　对耳轮部耳穴

321

四、三角窝区

（一）三角窝部分区（表8-5-6）

三角窝部总计分为5区。

表8-5-6　三角窝部分区

三角窝1区	将三角窝由耳轮内缘至对耳轮上、下脚分叉处分为前、中、后3等分，再将前1/3分为上、中、下3等分	上1/3为三角窝1区
三角窝2区		中、下2/3为三角窝2区
三角窝3区	将三角窝由耳轮内缘至对耳轮上、下脚分叉处分为前、中、后3等分	中1/3为三角窝3区
三角窝4区	将三角窝由耳轮内缘至对耳轮上、下脚分叉处分为前、中、后3等分，再将后1/3分为上、下2等分	上1/2为三角窝4区
三角窝5区		下1/2为三角窝5区

（二）三角窝耳穴（表8-5-7、图8-5-4）

表8-5-7　三角窝耳穴

穴名	定位	主治
角窝上（TF1）	在三角窝前1/3的上部，即三角窝1区	高血压，痛经，带下，不孕，阳痿，遗精
内生殖器（TF2）	在三角窝前1/3的下部，即三角窝2区	妇科病，男性病
角窝中（TF3）	在三角窝的中1/3，即三角窝3区	咳嗽，哮喘，肝病
神门（TF4）	在三角窝后1/3的上部，即三角窝4区	失眠，多梦，各种痛证，咳嗽，哮喘，眩晕，高血压，过敏性疾病，戒断综合征
盆腔（TF5）	在三角窝后1/3的下部，即三角窝5区	盆腔炎、附件炎等盆腔疾病

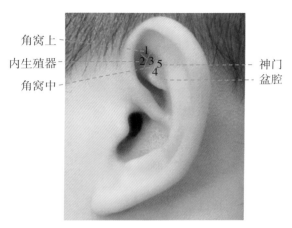

图 8-5-4　三角窝部耳穴

五、耳屏区

（一）耳屏部分区

耳屏部总计分为 4 区（表 8-5-8）。

表 8-5-8　耳屏部分区

耳屏 1 区	耳屏外侧面分为上、下 2 等分	上部为耳屏 1 区
耳屏 2 区		下部为耳屏 2 区
耳屏 3 区	将耳屏内侧面分上、下 2 等分	上部为耳屏 3 区
耳屏 4 区		下部为耳屏 4 区

（二）耳屏部耳穴（表 8-5-9、图 8-5-5）

表 8-5-9　耳屏部耳穴

穴名	定位	主治
上屏 （TG1）	在耳屏外侧面上 1/2 处，即耳屏 1 区	咽炎，单纯性肥胖症

续表

穴名	定位	主治
下屏 （TG2）	在耳屏外侧面下 1/2 处，即耳屏 2 区	鼻炎，单纯性肥胖症
外耳 （TG3）	在屏上切迹近耳轮部，即耳屏 1 区上缘处	各类耳病，如耳鸣，眩晕
屏尖 （TG4）	在耳屏游离缘上部尖端，即耳屏 1 区后缘处	五官炎症，痛证
外鼻 （TG5）	在耳屏外侧面中部，即耳屏 1、2 区之间	各类鼻病，如鼻渊
肾上腺 （TG6）	在耳屏游离缘下部尖端，即耳屏 2 区后缘处	高血压，昏厥，休克，炎症，哮喘，过敏性疾病，无脉症
咽喉 （TG7）	在耳屏内侧面上 1/2 处，即耳屏 3 区	咽喉肿痛，声音嘶哑，咽炎
内鼻 （TG8）	在耳屏内侧面下 1/2 处，即耳屏 4 区	各类鼻病，如鼻渊、鼻塞流涕
屏间前 （TG9）	在屏间切迹前方耳屏最下部，即耳屏 2 区下缘处	眼病

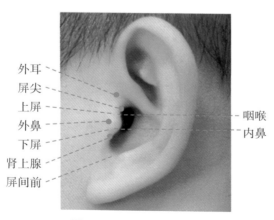

外耳
屏尖
上屏
外鼻
下屏
肾上腺
屏间前

咽喉
内鼻

图 8-5-5　耳屏部耳穴

六、对耳屏区

（一）对耳屏部分区

对耳屏部总计分为 4 区（表 8-5-10）。

表 8-5-10　对耳屏部分区

对耳屏 1 区	由对屏尖及对屏尖至轮屏切迹连线之中点，分别向耳垂上线作两条垂线，将对耳屏外侧面及其后部分成前、中、后 3 区	前为对耳屏 1 区
对耳屏 2 区		中为对耳屏 2 区
对耳屏 3 区		后为对耳屏 3 区
对耳屏 4 区	对耳屏内侧面	为对耳屏 4 区

（二）对耳屏部耳穴（表 8-5-11、图 8-5-6）

表 8-5-11　对耳屏部耳穴

穴名	定位	主治
额 （AT1）	在对耳屏外侧面的前部，即对耳屏 1 区	额窦炎，失眠，多梦，头痛，头晕
屏间后 （AT2）	在屏间切迹后方对耳屏前下部，即对耳屏 1 区下缘处	眼病
颞 （AT3）	在对耳屏外侧面的中部，即对耳屏 2 区	偏头痛
枕 （AT4）	在对耳屏外侧面的后部，即对耳屏 3 区	头痛，眩晕，哮喘，癫痫，神经衰弱
皮质下 （AT5）	在对耳屏内侧面，即对耳屏 4 区	痛证，间日疟，神经衰弱，假性近视，胃溃疡，泄泻，高血压，冠心病，心律失常，失眠
对屏尖 （AT6）	在对耳屏游离缘的尖端，即对耳屏 1、2、4 区交点处	哮喘，腮腺炎，皮肤瘙痒，睾丸炎，附睾炎

续表

穴名	定位	主治
缘中 （AT7）	在对耳屏游离缘上，对耳屏尖与轮屏切迹之中点处，即对耳屏2、3、4区交点处	遗尿，内耳眩晕症，功能性子宫出血
脑干 （AT8）	在轮屏切迹处，即对耳屏3、4区之间	头痛，眩晕，假性近视

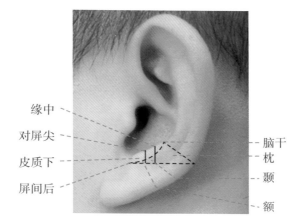

缘中 ——
对屏尖 ——
皮质下 ——
屏间后 ——

—— 脑干
—— 枕
—— 颞
—— 额

图 8-5-6　对耳屏部耳穴

七、耳甲区

（一）耳甲部分区

耳甲部总计分为 18 区（表 8-5-12，图 8-5-7）。

表 8-5-12　耳甲部分区

耳甲1区	将 BC 线前段与耳轮脚下缘间分成 3 等分	前 1/3 为耳甲 1 区
耳甲2区		中 1/3 为耳甲 2 区
耳甲3区		后 1/3 为耳甲 3 区

耳甲 4 区	ABC 线前方，耳轮脚消失处	为耳甲 4 区
耳甲 5 区	将 AB 线前段与耳轮脚上缘及部分耳轮内缘间分成 3 等分	后 1/3 为 5 区
耳甲 6 区		中 1/3 为 6 区
耳甲 7 区		前 1/3 为 7 区
耳甲 8 区	将对耳轮下脚下缘前、中 1/3 交界处与 A 点连线	该线前方的耳甲艇部为耳甲 8 区
耳甲 9 区	将 AB 线前段与对耳轮下脚下缘间耳甲 8 区以后的部分，分为前、后 2 等分	前 1/2 耳甲 9 区
耳甲 10 区		后 1/2 耳甲 10 区
耳甲 11 区	在 AB 线后段上方的耳甲艇部，将耳甲 10 区后缘与 BD 线之间分成上、下 2 等分	上 1/2 耳甲 11 区
耳甲 12 区		下 1/2 耳甲 12 区
耳甲 13 区	由轮屏切迹至 B 点作连线，该线后方、BD 线下方的耳甲腔部	为耳甲 13 区
耳甲 14 区	15、16 区周围	为耳甲 14 区
耳甲 15 区	以耳甲腔中央为圆心，圆心与 BC 线间距离的 1/2 为半径作圆	该圆形区域为耳甲 15 区
耳甲 16 区	过 15 区最高点及最低点分别向外耳门后壁作两条切线	切线间为耳甲 16 区
耳甲 17 区	将外耳门的最低点与对耳屏耳甲缘中点相连，再将该线下的耳甲腔部分为上、下 2 等分	上 1/2 为耳甲 17 区
耳甲 18 区		下 1/2 为耳甲 18 区

（二）耳甲部耳穴（表 8-5-13，图 8-5-8）

表 8-5-13　耳甲部耳穴

穴名	定位	主治
口（CO_1）	在耳轮脚下方前 1/3 处，即耳甲 1 区	面瘫，口腔炎，胆囊炎，胆石症，戒断综合征，牙周炎，舌炎

穴名	定位	主治
食道 （CO_2）	在耳轮脚下方中 1/3 处，即耳甲 2 区	食道炎，食道痉挛
贲门 （CO_3）	在耳轮脚下方后 1/3 处，即耳甲 3 区	贲门痉挛，神经性呕吐
胃 （CO_4）	在耳轮脚消失处，即耳 甲 4 区	胃炎，胃溃疡，失眠，牙痛， 消化不良，恶心呕吐
十二指肠 （CO_5）	在耳轮脚与部分耳轮与 AB 线之间的后 1/3 处， 即耳甲 5 区	十二指肠球部溃疡，胆囊炎， 胆石症，幽门痉挛，腹胀，泄 泻，腹痛
小肠 （CO_6）	在耳轮脚与部分耳轮与 AB 线之间的中 1/3 处， 即耳甲 6 区	消化不良，腹痛，心动过速， 心律不齐
大肠 （CO_7）	在耳轮脚与部分耳轮与 AB 线之间的前 1/3 处， 即耳甲 7 区	泄泻，便秘，痢疾，咳嗽， 痤疮
阑尾 （$CO_{6、7}$）	在小肠区与大肠区之 间，即耳甲 6、7 交界处	单纯性阑尾炎，腹痛，泄泻
艇角 （CO_8）	在对耳轮下脚下方前 部，即耳甲 8 区	前列腺炎，尿道炎
膀胱 （CO_9）	在对耳轮下脚下方中 部，即耳甲 9 区	膀胱炎，遗尿，尿潴留，坐 骨神经痛，后头痛
肾 （CO_{10}）	在对耳轮下脚下方后 部，即耳甲 10 区	腰痛，耳鸣，神经衰弱，水 肿，哮喘，遗尿症，月经不调， 阳痿，早泄，五更泻，眼病
输尿管 （$CO_{9、10}$）	在肾区与膀胱区之间， 即耳甲 9、10 区交界处	输尿管结石绞痛

穴名	定位	主治
胰胆 (CO₁₃)	在耳甲艇的后上部，即耳甲 11 区	胆囊炎，胆石症，胆道蛔虫病，偏头痛，带状疱疹，耳鸣，中耳炎，听力减退，胰腺炎，口苦，胁痛
肝 (CO₁₂)	在耳甲艇的后下部，即耳甲 12 区	胁痛，眩晕，经前期紧张综合征，月经不调，更年期综合征，高血压，假性近视，单纯性青光眼，目赤肿痛
艇中 (CO_{6、10})	在小肠区与肾区之间，即耳甲 6、10 交界处	腹痛，腹胀，腮腺炎
脾 (CO₁₃)	BD 线下方，耳甲腔的后上部，即耳甲 13 区	腹胀，泄泻，便秘，食欲不振，功能性子宫出血，白带过多，内耳眩晕症，水肿，内脏下垂
心 (CO₁₅)	在耳甲腔正中凹陷处，即耳甲 15 区	心动过速，心律不齐，心绞痛，无脉症，自汗，盗汗，癔症，口舌生疮，心悸，怔忡，失眠，健忘
气管 (CO₁₆)	在心区与外耳门之间，即耳甲 16 区	咳嗽，气喘，急性咽炎
肺 (CO₁₄)	在心、气管区周围，即耳甲 14 区	咳喘，胸闷，声音嘶哑，痤疮，皮肤瘙痒，荨麻疹，扁平疣，便秘，戒断综合征，自汗，盗汗，鼻炎
三焦 (CO₁₇)	在外耳门后下，肺与内分泌之间，即耳甲 17 区	便秘，腹胀，水肿，耳鸣耳聋，糖尿病
内分泌 (CO₁₈)	在屏间切迹内，耳甲腔的底部，即耳甲 18 区	痛经，月经不调，更年期综合征，痤疮，间日疟，糖尿病

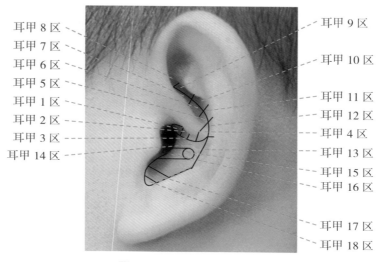

耳甲 8 区　　　　　　　　　　　　　　　　耳甲 9 区

耳甲 7 区

耳甲 6 区　　　　　　　　　　　　　　　　耳甲 10 区

耳甲 5 区

耳甲 1 区　　　　　　　　　　　　　　　　耳甲 11 区

耳甲 2 区　　　　　　　　　　　　　　　　耳甲 12 区

耳甲 3 区　　　　　　　　　　　　　　　　耳甲 4 区

耳甲 14 区　　　　　　　　　　　　　　　　耳甲 13 区

耳甲 15 区

耳甲 16 区

耳甲 17 区

耳甲 18 区

图 8-5-7　耳甲部耳穴 1

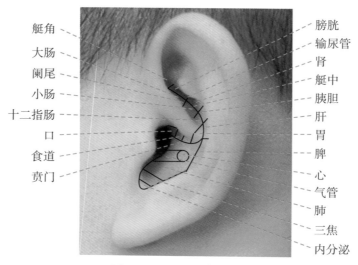

艇角　　　　　　　　　　　　　　　　膀胱

大肠　　　　　　　　　　　　　　　　输尿管

阑尾　　　　　　　　　　　　　　　　肾

小肠　　　　　　　　　　　　　　　　艇中

十二指肠　　　　　　　　　　　　　　胰胆

口　　　　　　　　　　　　　　　　　肝

食道　　　　　　　　　　　　　　　　胃

贲门　　　　　　　　　　　　　　　　脾

　　　　　　　　　　　　　　　　　　心

　　　　　　　　　　　　　　　　　　气管

　　　　　　　　　　　　　　　　　　肺

　　　　　　　　　　　　　　　　　　三焦

　　　　　　　　　　　　　　　　　　内分泌

图 8-5-8　耳甲部耳穴 2

八、耳垂区

（一）耳垂部分区

耳垂部总计分为 9 区（表 8–5–14）。

表 8–5–14　耳垂部分区

耳垂1区		上部由前到后依次为耳垂1区、2区、3区
耳垂2区	在耳垂上线至耳垂下缘最低点之间划两条等距离平行线，于该平行线上引两条垂直等分线，将耳垂分为9个区	
耳垂3区		
耳垂4区		中部由前到后依次为耳垂4区、5区、6区
耳垂5区		
耳垂6区		
耳垂7区		下部由前到后依次为耳垂7区、8区、9区
耳垂8区		
耳垂9区		

（二）耳垂部耳穴（表 8–5–15、图 8–5–9）

表 8–5–15　耳垂部耳穴

穴名	定位	主治
牙（LO_1）	耳垂正面前上部，即耳垂1区	压痛，牙周炎，低血压
舌（LO_2）	耳垂正面中上部，即耳垂2区	舌炎，口腔炎
颌（LO_3）	耳垂正面后上部，即耳垂3区	压痛，颞颌关节紊乱症
垂前（LO_4）	耳垂正面前中部，即耳垂4区	神经衰弱，牙痛
眼（LO_5）	耳垂正面中央部，即耳垂5区	假性近视，目赤肿痛，迎风流泪
内耳（LO_6）	耳垂正面后中部，即耳垂6区	内耳眩晕症，耳鸣，听力减退
面颊（$LO_{5,6}$）	耳垂正面后中部，眼区与与内耳区之间，即耳垂5、6区交界处	周围性面瘫，三叉神经痛，痤疮，扁平疣
扁桃体（$LO_{7,8,9}$）	耳垂正面下部，即耳垂7、8、9区	扁桃体炎，咽炎

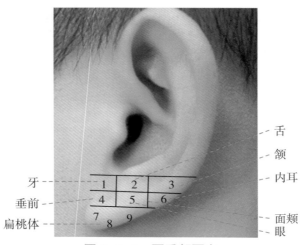

图 8-5-9　耳垂部耳穴

舌

颌

内耳

面颊

眼

牙

垂前

扁桃体

九、耳背及耳根区

（一）耳背及耳根部分区

耳背及耳根部总计分为 5 区（表 8-5-16）。

表 8-5-16　耳背及耳根部分区

耳背 1 区	分别过对耳轮上、下脚分叉处耳背对应点和轮屏切迹耳背对应点作两条水平线，将耳背分为上、中、下 3 部	上部为耳背 1 区
耳背 5 区		下部为耳背 5 区
耳背 2 区	分别过对耳轮上、下脚分叉处耳背对应点和轮屏切迹耳背对应点作两条水平线，将耳背分为上、中、下 3 部，再将中部分为内、中、外 3 等分	内 1/3 为耳背 2 区
耳背 3 区		中 1/3 为耳背 3 区
耳背 4 区		外 1/3 为耳背 4 区

（二）耳背及耳根部耳穴（表 8-5-17、图 8-5-10）

表 8-5-17　耳背及耳根部耳穴

穴名	定位	主治
耳背心（P₁）	在耳背上部，即耳背 1 区	心悸，失眠，多梦
耳背肺（P₂）	在耳背中内部，即耳背 2 区	咳喘，皮肤瘙痒
耳背脾（P₃）	在耳背中央部，即耳背 3 区	胃痛，消化不良，食欲不振，腹胀，泄泻
耳背肝（P₄）	在耳背中外部，即耳背 4 区	胆囊炎，胆石症，胁痛
耳背肾（P₅）	在耳背下部，即耳背 5 区	头痛，眩晕，神经衰弱
耳背沟（Ps）	在对耳轮沟和对耳轮上、下脚沟处	高血压，皮肤瘙痒
上耳根（R₁）	在耳郭与头部相连的最上处	鼻衄，哮喘
耳迷根（R₂）	在耳轮脚沟的耳根处	胆囊炎，胆石症，胆道蛔虫病，鼻炎，心动过速，腹胀，泄泻
下耳根（R₃）	在耳郭与头部相连的最下处	低血压，下肢瘫痪

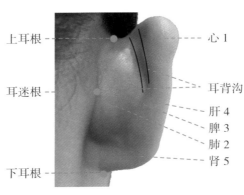

图 8-5-10　耳背及耳根部耳穴

第九章　薄氏腹针腹穴

第一节　概述

腹针疗法是薄智云教授经过长期针灸临床实践总结发明的以神阙系统为核心的针灸方法。

第二节　定位方法

腹部取穴以任脉为纵轴坐标，以胸骨柄、脐中、耻骨联合上缘为标志点进行取穴（表9–2–1）。

表 9–2–1　定位方法

上腹部	以中庭到神阙分为 8 寸为准
下腹部	以神阙到耻骨联合分为 5 寸为准
横寸	由神阙至腹侧外缘定为 6 寸来计量，上腹与下腹横寸的测量方法相同

第三节　常用穴位

腹针疗法常用穴位见表9–3–1和图9–3–1。

表 9–3–1　腹针疗法常用穴位

穴位	定位	主治
神阙	在脐区，脐中央	眩晕、中风、胃肠道系统、慢性疾病等
中脘	脐中上 4 寸，前正中线上	胃肠道疾病、头颈部疾病（头痛、颈椎病等）、肘部、腕部、手指疾病等

穴位	定位	主治
阴都	脐中上 4 寸，前正中线旁开 0.5 寸	头痛、颈椎病、落枕、面瘫等
下脘	脐中上 2 寸，前正中线上	颈椎病、落枕等
商曲	脐中上 2 寸，前正中线旁开 0.5 寸	头痛、面瘫、落枕、肩痛（患侧）、肘部、腕部、手部疾病（健侧）等
滑肉门	脐中上 1 寸，前正中线旁开 2 寸	颈、肩、肘、腕等关节疾病的要穴（患侧）、上半身功能障碍等
上风湿外点	滑肉门旁开 1 寸	腕关节炎、手关节活动不利、麻木等
上风湿点	滑肉门旁开 0.5 寸上 0.5 寸	肘关节疼痛、肘臂麻木、屈伸不利、网球肘等
天枢	横平脐中，前正中线旁开 2 寸	胃肠道系统疾病
气海	脐中下 1.5 寸，前正中线上	偏瘫、泌尿系统疾病、腰背痛等以及调整全身气血
气旁	气海旁开 0.5 寸	腰肌劳损、腰背部疼痛、酸困、下肢无力等下肢疾病
关元	脐中下 3 寸，前正中线上	诸虚百损、偏瘫、腰疼、泌尿系统疾病
气穴	脐中下 2 寸，前正中线旁开 0.5 寸	腰背部疼痛、眩晕、调理全身气血、泌尿系统疾病
外陵	脐中下 1 寸，前正中线旁开 2 寸	腰背痛尤以腰痛甚者、髋关节、坐骨神经痛等
下风湿点	气海旁开 2.5 寸	膝关节疼痛、活动困难等
下风湿下点	石门穴旁开 3 寸	小腿疼痛、活动不利、内外踝疼痛等

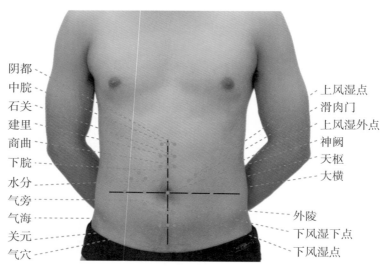

图 9-3-1　薄氏腹针腹穴

阴都
中脘
石关
建里
商曲
下脘
水分
气旁
气海
关元
气穴

上风湿点
滑肉门
上风湿外点
神阙
天枢
大横
外陵
下风湿下点
下风湿点

第十章　腕踝针穴位

第一节　概述

腕踝针法是在手腕或足踝部的相应进针点，用毫针进行皮下针刺以治疗疾病的方法。

第二节　人体体表分区

将人体体表划分为 6 个纵行区和上下两段。纵行六区包括头、颈和躯干六区和四肢六区两部分。

一、头、颈和躯干六区

以前后正中线为标线，将身体两侧面由前向后划分为 6 个纵行区（表 10-2-1）。

表 10-2-1　头、颈和躯干六区

1 区	从前正中线开始，向左、向右各旁开 1.5 同身寸所形成的体表区域
2 区	从 1 区边线到腋前线之间所形成的体表区域
3 区	从腋前线至腋中线之间所形成的体表区域
4 区	腋中线至腋后线之间所形成的体表区域
5 区	腋后线至 6 区边线之间所形成的体表区域
6 区	后正中线向左、向右各旁开 1.5 寸所形成的体表区域

二、四肢的分区

以臂干线和股干线为四肢和躯干的分界。臂干线（环绕肩部三角肌附着缘至腋窝）作为上肢与躯干的分界，股干线（腹股沟至髂嵴）为下肢与躯干的分界。当两侧的上下肢处于内侧面向前的外旋位置，也就是使四肢的阴阳面和躯干的阴阳面处在同一方向并互相靠拢时，以靠拢处出现的边缘为分界，在前面的相当于前中线，在后面的相当于后中线，四肢的分区可按躯干的分区类推（表10-2-2）。

表 10-2-2　四肢分区

上肢六区	将上肢的体表区域纵向六等分，从上肢内侧尺骨缘开始，右侧顺时针、左侧逆时针，依次为 1 区、2 区、3 区、4 区、5 区、6 区
下肢六区	将下肢的体表区域纵向六等分，从下肢内侧跟腱缘开始，右侧顺时针、左侧逆时针，依次为 1 区、2 区、3 区、4 区、5 区、6 区

三、上下两段

　　以胸骨末端和两侧肋弓的交接处为中心，划一条环绕身体的水平线称横膈线。横膈线将身体两侧的六个区分成上下两段。横膈线以上各区分别为上 1 区、上 2 区、上 3 区、上 4 区、上 5 区、上 6 区；横膈线以下的各区为下 1 区、下 2 区、下 3 区、下 4 区、下 5 区、下 6 区。如需标明症状在左侧还是右侧，在上还是在下，又可记作右上 2 区或左下 2 区等。

第三节　腕踝针穴位定位及主治

一、腕部穴位

左右两侧共 6 对，约在腕横纹上 2 寸（相当于内关穴与外关穴）位置上，环前臂作一水平线，从前臂内侧尺骨缘开始，沿前臂内侧中央，前臂内侧桡骨缘，前臂外侧桡骨缘，前臂外侧中央，前臂外侧尺骨缘顺序六等分，每一等分的中点为进针点，并分别称之为上 1、上 2、上 3、上 4、上 5、上 6（表 10–3–1、图 10–3–1）。

表 10–3–1　腕部穴位

穴名	定位	主治
上 1	在小指侧的尺骨缘与尺侧腕屈肌腱之间	前额、眼、鼻、口、门齿、舌、咽喉、胸骨、气管、食管及左上肢、右上肢 1 区内的病证
上 2	在腕掌侧面中央，掌长肌腱与桡侧腕屈肌腱之间，即内关穴处	颞角、眼、后齿、肺、乳房、心（左上 2 区）及左上肢、右上肢 2 区内的病证
上 3	桡动脉与桡骨缘之间	面颊、侧胸及左上肢、右上肢 3 区内的病证
上 4	在拇指侧的桡骨内外缘之间	颞、耳、侧胸及左上肢、右上肢 4 区内的病证
上 5	在腕背中央，即外关穴处	后头部、后背部、心、肺及左上肢、右上肢 5 区内的病证
上 6	距小指侧尺骨缘 1cm 处。	后头部、脊柱颈胸段及左上肢、右上肢 6 区内的病证

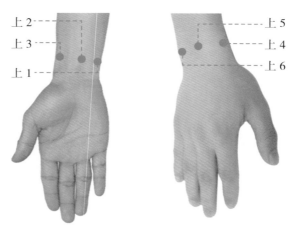

图 10-3-1　腕部穴位

二、踝部穴位

左右两侧共 6 对，约在内踝高点与外踝高点上 3 寸（相当于悬钟穴与三阴交穴）位置上，环小腿作一水平线，并从小腿内侧跟腱缘开始，沿小腿内侧中央，小腿内侧胫骨缘、小腿外侧腓骨缘、小腿外侧中央、小腿外侧跟腱缘的顺序六等分，每一等分的中点为进针点，并分别称之为下 1、下 2、下 3、下 4、下 5、下 6（表 10-3-2、图 10-3-2）。

表 10-3-2　踝部穴位

穴名	定位	适用病症证
下 1	靠跟腱内缘	胃、膀胱、子宫、前阴及左下肢、右下肢 1 区内的病证
下 2	在内侧面中央，靠胫骨后缘	胃、脾、肝、大小肠及左下肢、右下肢 2 区内的病证

续表

穴名	定位	适用病症证
下3	胫骨前嵴向内1cm处	肝、胆、脾、胁部及左下肢、右下肢3区内的病证
下4	在胫骨前嵴与腓骨前缘的中点	胁部、肝、脾及左下肢、右下肢4区内的病证
下5	外侧面中央，靠腓骨后缘	腰部、肾、输尿管、臀及左下肢、右下5区内的病证
下6	靠跟腱外缘	脊柱腰骶部、肛门及左下肢、右下肢6区内的病证

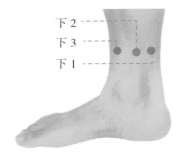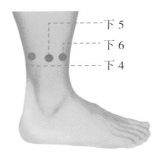

图 10-3-2 踝部穴位

第十一章　颊针穴位

第一节　概述

颊针穴位是由王永洲教授通过 20 余年大量临床研究总结出的面颊部对应全身的 16 个穴位。

第二节　颊针穴位与主治

颊针穴位共有 16 个，各穴均可主治相应头面躯体四肢的疼痛和内脏疼痛（表 11-2-1、图 11-2-1）。

表 11-2-1　颊针穴位与主治

序号	穴位	定位
1	头	颧弓中点上缘向上 1 寸
2	颈	颧弓根上缘处
3	背	颧弓根下缘颞颌关节下
4	腰	背与骶穴连线中点处
5	骶	下颌角前上 0.5 寸
6	肩	颞颧缝中点处
7	肘	目外眦与颧骨下端连线中点
8	腕	鼻孔下缘引水平线与鼻唇沟交点处
9	手	鼻孔下缘中点与上唇线连线中点
10	髋	咬肌粗隆，下颌角前上 1 寸
11	膝	下颌角与承浆穴连线中点处
12	踝	膝与承浆穴连线前正中线外 1/3 处
13	足	承浆穴旁 0.5 寸处
14	上焦	下颌骨冠突后方与颧弓下缘交叉处

序号	穴位	定位
15	中焦	上焦与下焦穴连线的中点
16	下焦	下颌角内前缘处

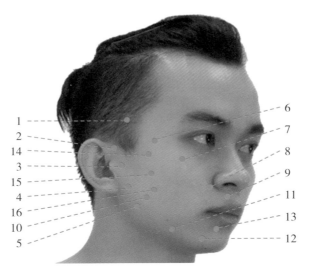

图 11-2-1　颊针穴位

图书在版编目（CIP）数据

针灸推拿穴位实用速记手册 / 黄泳主编. — 长沙:湖南科学技术出版社，2023.8
ISBN 978-7-5710-1512-1

Ⅰ. ①针… Ⅱ. ①黄… Ⅲ. ①针灸疗法－穴位－手册②穴位按压疗法－手册 Ⅳ. ①R224.4-62②R245.9-62

中国版本图书馆 CIP 数据核字(2022)第 051394 号

ZHENJIU TUINA XUEWEI SHIYONG SUJI SHOUCE
针灸推拿穴位实用速记手册
主　　编：黄　泳
副 主 编：黄盛滔　　张继苹
出 版 人：潘晓山
责任编辑：兰　晓
出版发行：湖南科学技术出版社
社　　址：长沙市芙蓉中路一段 416 号泊富国际金融中心
网　　址：http://www.hnstp.com
邮购联系：0731-84375808
印　　刷：长沙超峰印刷有限公司
　　　　　（印装质量问题请直接与本厂联系）
厂　　址：宁乡市金洲新区泉州北路 100 号
邮　　编：410600
版　　次：2023 年 8 月第 1 版
印　　次：2023 年 8 月第 1 次印刷
开　　本：787mm×1092mm　1/32
印　　张：11.25
字　　数：321 千字
书　　号：ISBN 978-7-5710-1512-1
定　　价：45.00 元